JN041329

大人の発達障害
働き方のコツ
がわかる本

［監修］
太田晴久
昭和大学附属烏山病院
発達障害医療研究所所長

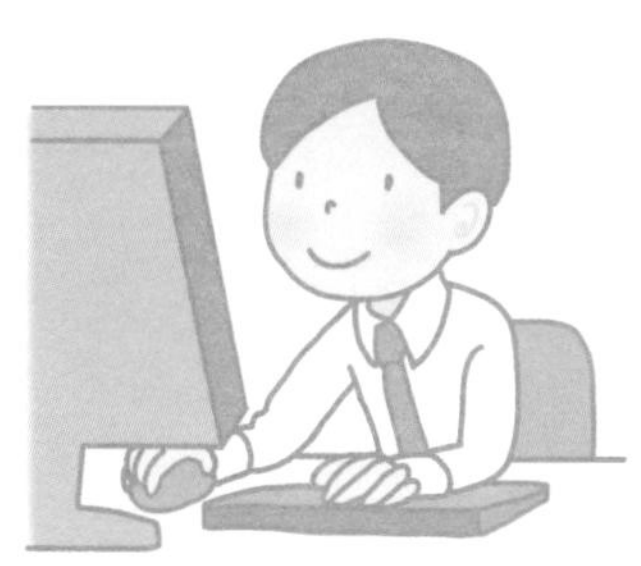

健康ライブラリー
プラス
講談社

まえがき

大人になってから発達障害であると判明する人が増えています。その人たちの多くが仕事に関する悩みをかかえています。社会人となると周囲から求められる水準が高くなり、障害特性による困難が表面化しやすくなるからでしょう。職場でコミュニケーションがうまくとれない、ミスばかりしてしまう、臨機応変な対応ができない、就職活動がうまくいかないなど、困りごとの内容はさまざまです。

本書を手に取った方も、発達障害の特性があり、仕事で困っているのだと思います。働きやすくなるために、なにをしたらいいでしょうか。

まずは、ご自身の特性を理解するところから始めましょう。自分はなにが得意で、なにが苦手なのか、発達障害の特性とはどういうものか、正しい知識に基づいて把握していくことが大事です。発達障害に関して、ネットにはさまざまな情報があふれています。有用なものもありますが、誤った知識も含まれています。まずは本書で前提となる正しい知識を手に入れてください。

発達障害の代表的なものに、自閉スペクトラム症（ＡＳＤ）や注意欠如・多動症（ＡＤＨＤ）があります。診断としては分けられていますが、一人の人に両方の特性が存在していることはごく一般的にあります。診断名にとらわれすぎず、広くご自身の特性を理解したほうがいいでしょう。そのため本書ではＡＳＤやＡＤＨＤといった一つのカテゴリーに限定せず、発達障害の特性に関して網羅的に説明しています。

また、発達障害の特性は、程度の軽重はありますが、だれにでも存在しうるものです。最近では、診断閾値（いきち）以下の特性について、グレーゾーンと表現されることもあります。診断を受けていなくても、本書が役に立てるところがあるかもしれません。

ご自身の特性を理解したら、自分に合った働き方を工夫してみましょう。苦手なところを矯正するというのではなく、苦手を補う工夫をするという発想が大切です。本書では発達障害の人が働くために有用な情報が盛り込まれています。発達障害の特性は、同じ診断であっても個人差が大きいのです。人によって合う内容もあれば、そうでないこともあると想定しています。本書の全てではなく、よさそうな方法をまずは試して、取捨選択するというかたちがよいでしょう。

発達障害の人は、単純に仕事ができないのではなく、できること・できないことがとてもアンバランスなのです。特性に合った仕事内容や環境であれば、十分に力を発揮する可能性があります。苦手を補う工夫に加えて、自分に合った環境を選択していくという考えも大切です。どのような環境が自分に合っているのか、本書の内容がその判断の役に立つと思います。

発達障害の人は、人に頼ることが苦手です。失敗して怒られる経験の積み重ねによって、「こんなこと、普通はできて当たり前」という考えになっているのかもしれません。しかし、人に相談するスキルを身につけられると、働くことがぐっと楽になります。一人でかかえ込まず、周囲の人にうまく頼りながら働くことをお勧めします。本書では発達障害の人が利用できる支援機関や制度についても紹介しています。

仕事の悩みは、深刻なものになりやすいです。金銭を稼がなくては生活ができないという切実な事情もありますし、社会との接点や自身の評価と関わっていることもあるでしょう。そのため、仕事での失敗体験から、不安障害やうつ病、不眠症などの精神疾患をかかえている人が少なくありません。

発達障害の特性をもちながらうまく働くためには、スキルを身につけることだけでなく、精神的な安定を維持することも非常に重要です。できないことがあっても自分を過度に否定しないでほしいと思います。だれにでも苦手なことはあります。会話が続けられない、臨機応変に対応できない、ということだけで自己を全否定する必要はありません。さらに言えば、労働生産性だけで人間の価値が決まるわけでもありません。完璧主義になりすぎず、ご自身のよいところにも目を向けて、バランスよく考えるようにしてください。

私たちは発達障害に対するデイケアプログラム（集団プログラム）を実施しています。これは、類似する特性をもつ発達障害の複数の当事者が、支援者によるファシリテートのなかで、発達障害の特性理解や就労上の困難を含めた対処方法を学ぶものです。最近ではＡＤＨＤプログラムや、大学生プログラムなどの専門プログラムも実施しています。ＡＳＤに対しては根本的な治療薬は存在しておらず、ＡＤＨＤに対する薬物療法も対症療法にとどまります。社会的に孤立しやすい発達障害の人に対して、デイケアプログラムなどの心理社会的治療は有用な選択肢であると考えています。

本書は既刊の健康ライブラリースペシャル『職場の発達障害　自閉スペクトラム症編』と『職場の発達障害　ＡＤＨＤ編』をあわせる形でリメイクして、単行本とし作成しました。デイケアプログラムを担当されている五十嵐美紀先生（精神保健福祉士）と横井英樹先生（臨床心理士）には、先に出版した書籍に続いて、監修へのご協力をいただきました。お二人のご経験や知識により、具体的に役に立つエッセンスを盛り込むことができました。

本書が、働き方で困っている発達障害特性をもつ皆様の参考になればうれしいです。

昭和大学附属烏山病院　発達障害医療研究所　所長
太田晴久

『大人の発達障害　働き方のコツがわかる本』もくじ

巻頭 自分の特性を確認しよう！

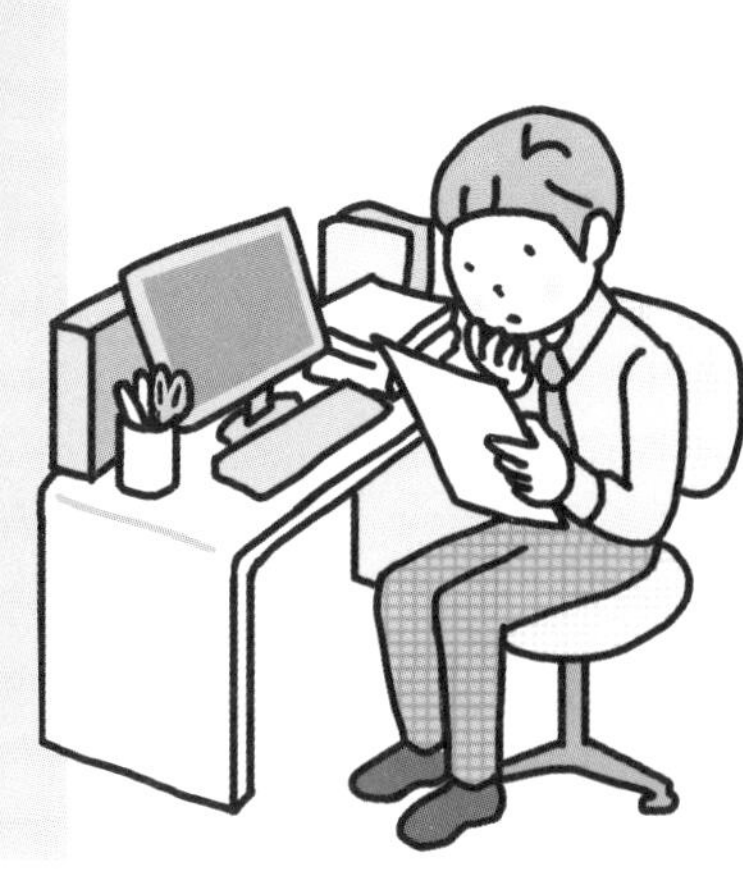

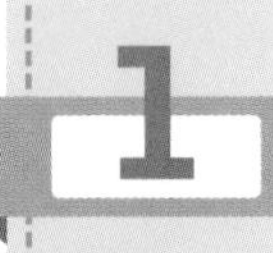

1 仕事をスムーズに進めたい！

2　対人関係で悩みたくない！……65

3 自己管理できるようになりたい！……93

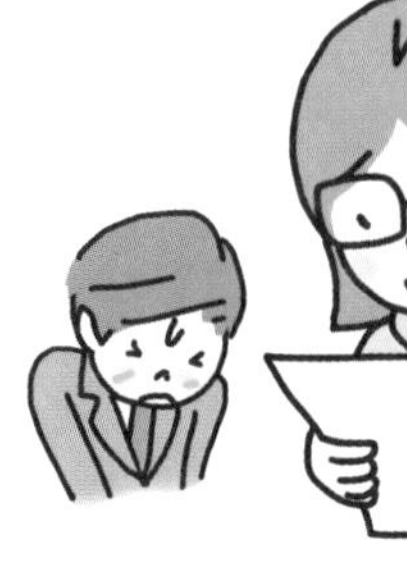
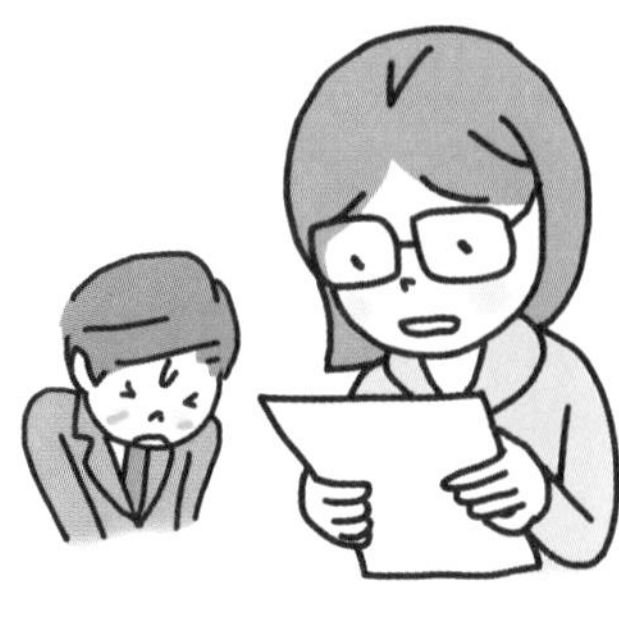

4 医療と社会的支援を知りたい！ …… 123

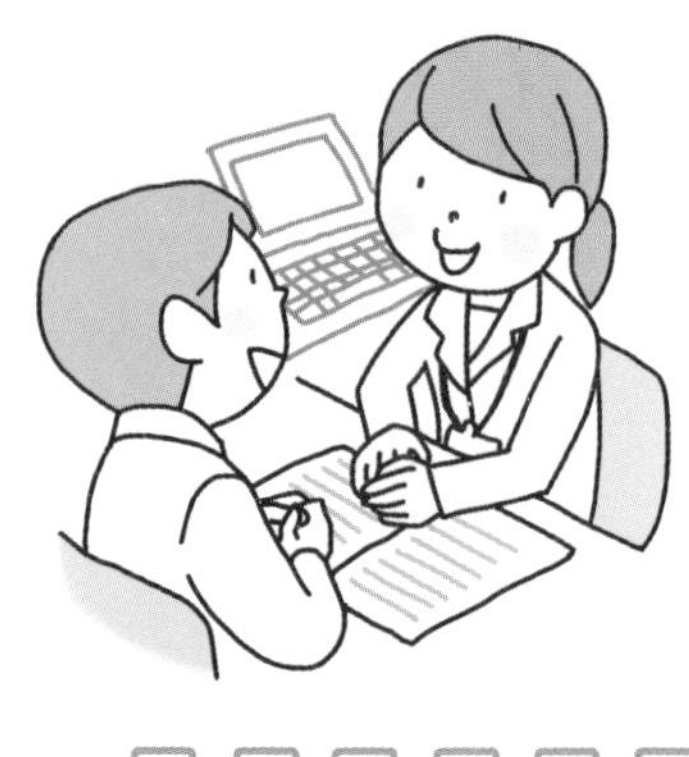

巻頭

自分の特性を確認しよう！

ケース1 自閉スペクトラム症（ASD）のAさん

子どものころ

小学校からずっと成績優秀。ただ、友達はできず、休み時間には、ひとりで読書をして過ごしていた。いじめられていたこともあった

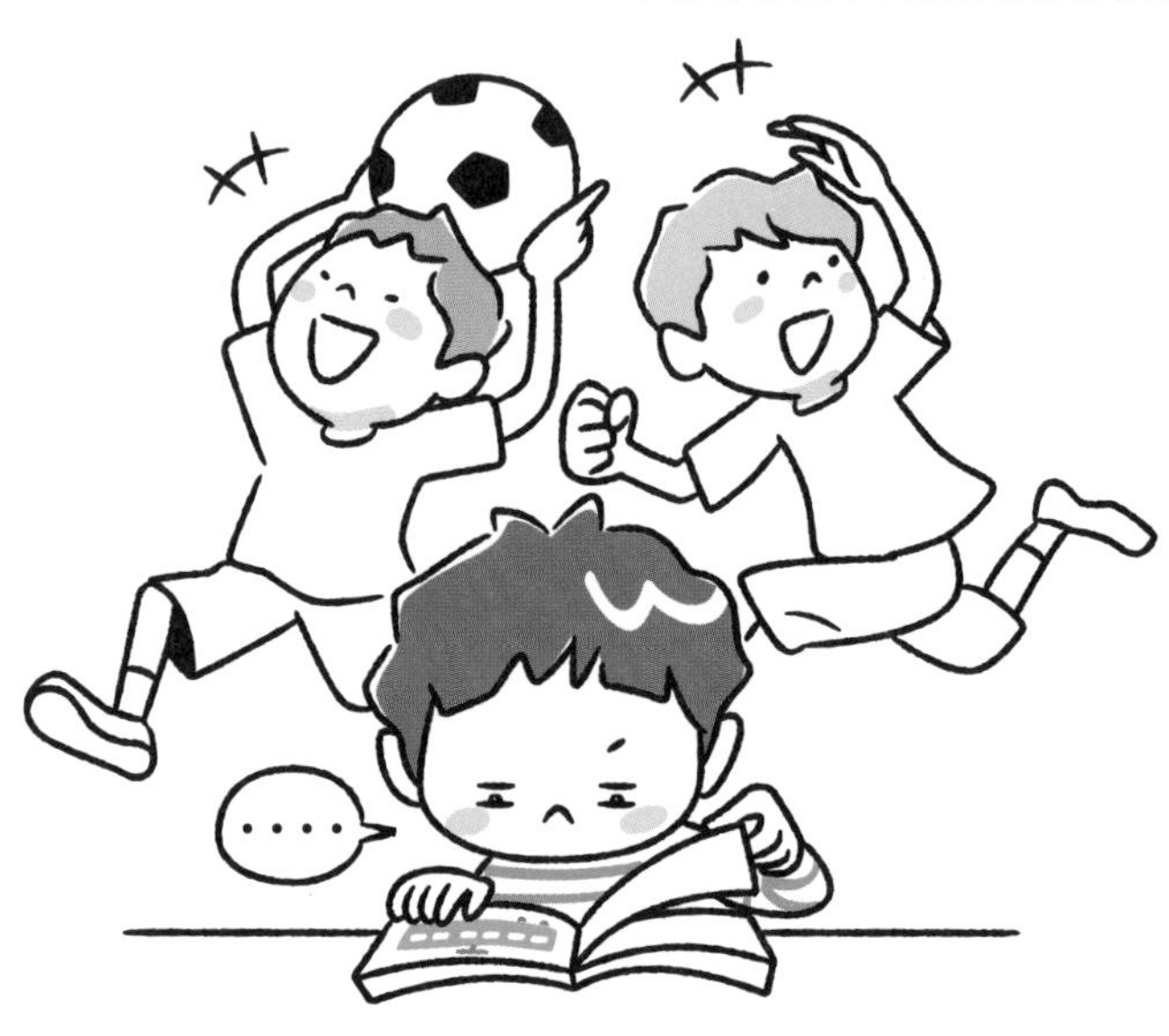

大学生になって

国立大学の理系に合格し、まじめに通った。友達もできたが、悩みを話せるほどではなかった

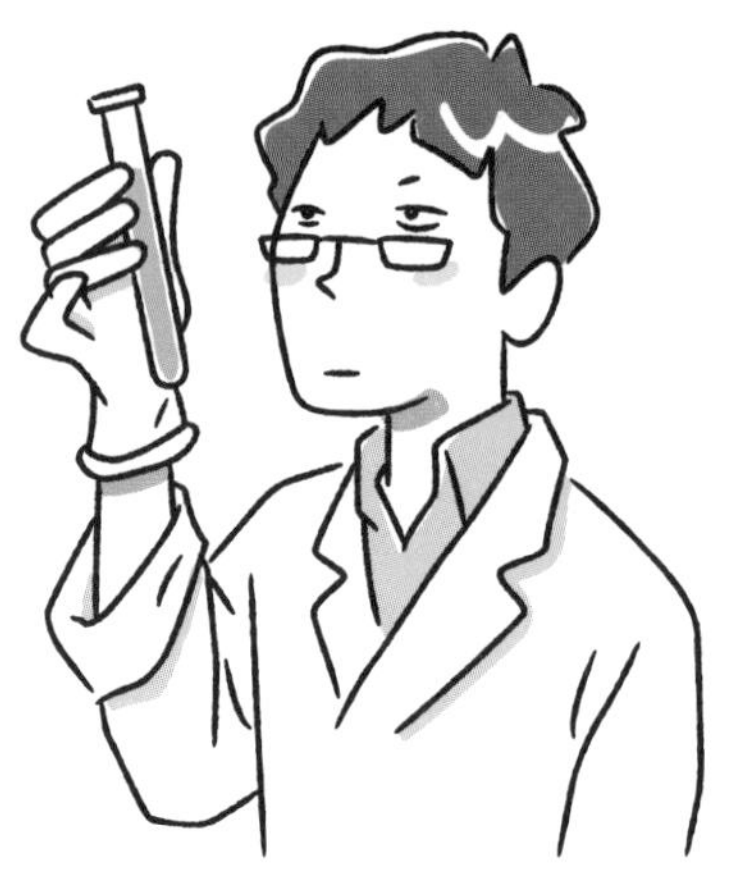

就職してから

研究所に勤務。大学で学んだことを生かせる職場で、自分の好きなテーマを追いかけ、日々、研究に励んだ

上司に叱られてばかり

研究はできるものの「ホウレンソウ（報告・連絡・相談）」ができない。それがミスにつながり、上司に叱責されることが度重なって……

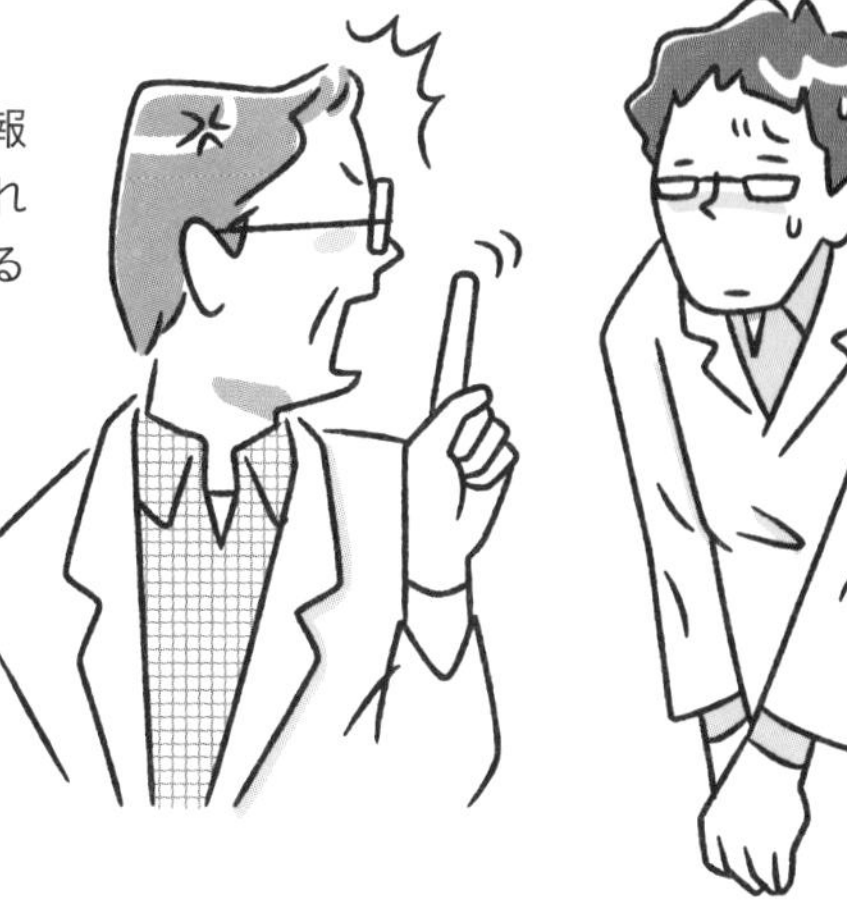

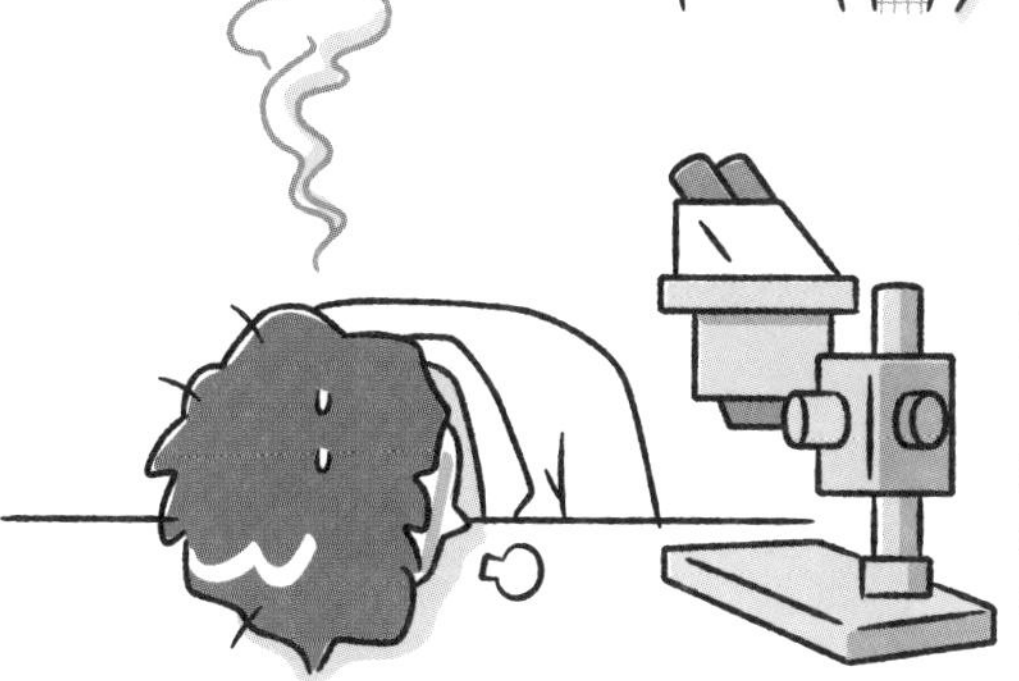

心が折れそう

自分では一生懸命働いているつもりなのに、うまくいかない。上司からの叱責も厳しさが増し、半年たつころには仕事が手につかなくなっていた

発達障害かもしれない……

退職して自宅にひきこもっているとき、テレビで発達障害について知り、自分のことではないかと感じて受診した。不自然な笑顔になったが、なんとか問診も受けられた。診断は自閉スペクトラム症だった

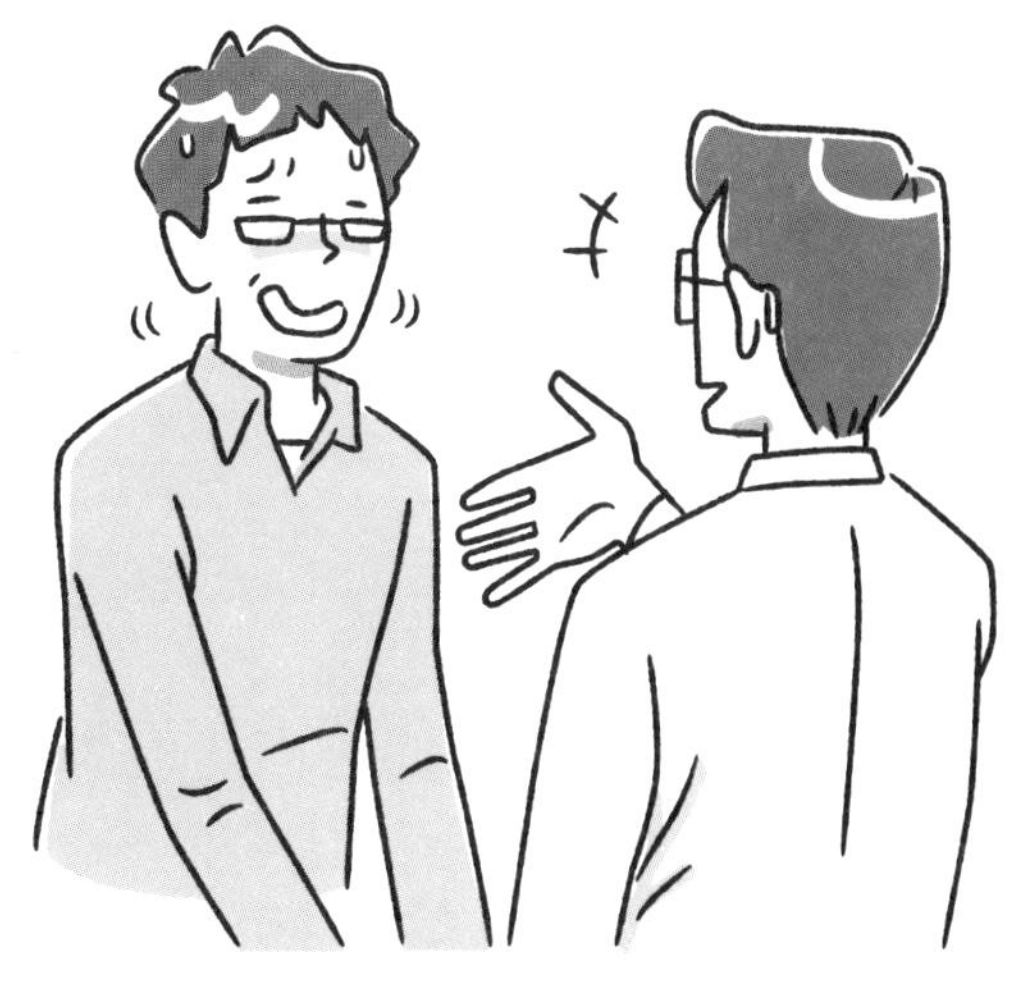

ケース2

ADHD（注意欠如・多動症）のBさん

子どものころ

成績は悪くなかったが、だらしのない子だと思われていた。通信簿には「忘れ物が多い」「整理整頓しよう」「ユニーク」などと書かれていた。クラスの「忘れ物チャンピオン」だった

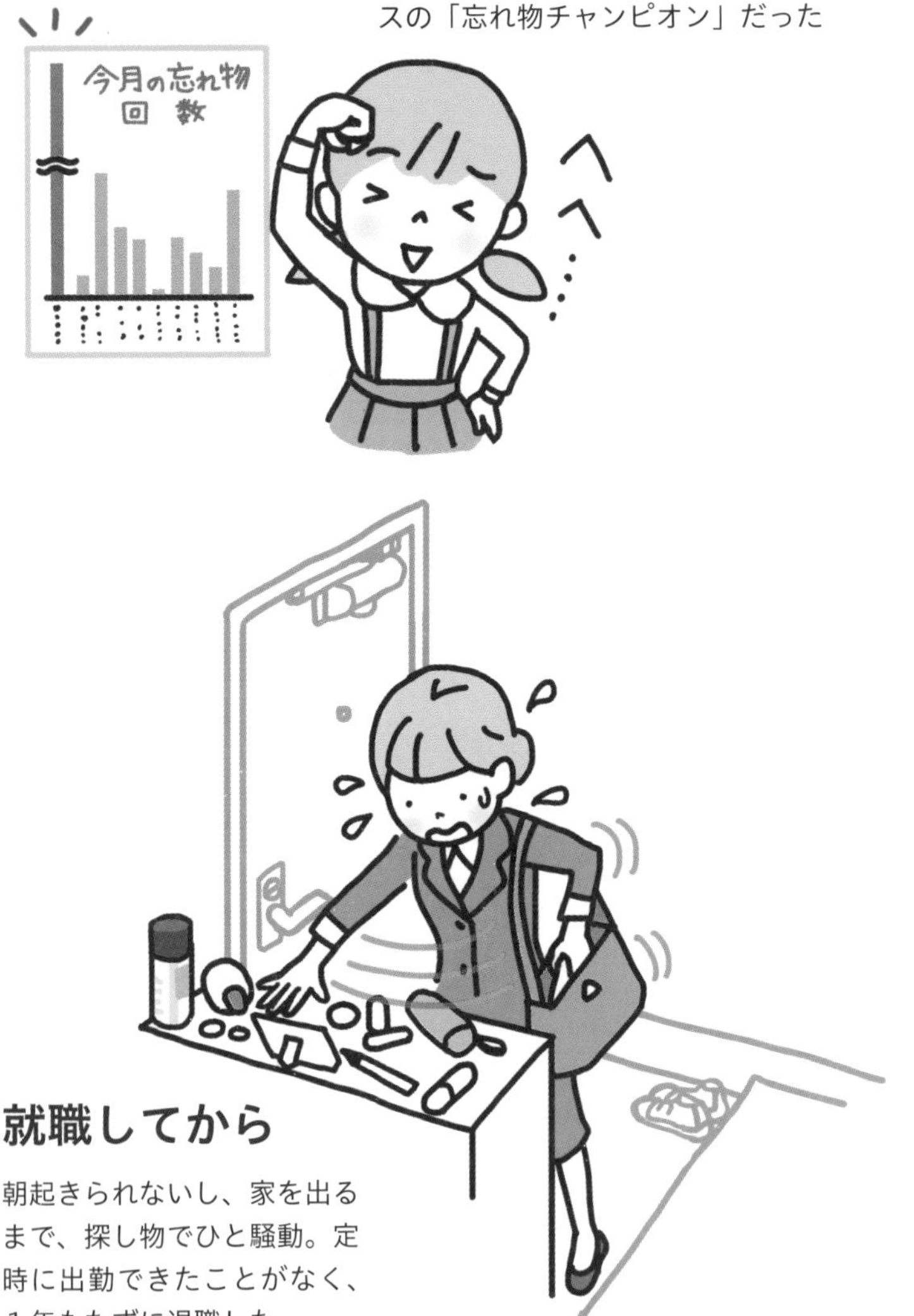

就職してから

朝起きられないし、家を出るまで、探し物でひと騒動。定時に出勤できたことがなく、１年もたずに退職した

上司に叱られてばかり

転職をくり返し、今の会社でもトラブル続き。上司に「しっかり見直すように」「まじめにやらないと」と叱責されてばかりいる

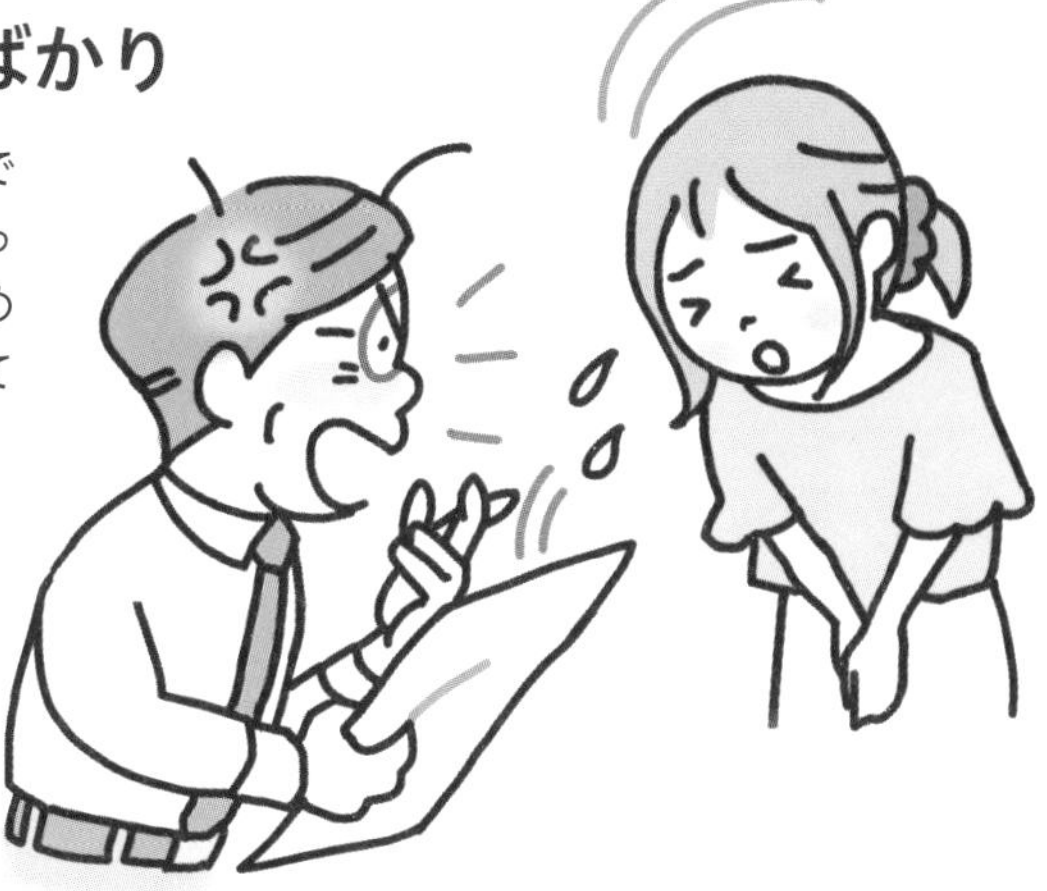

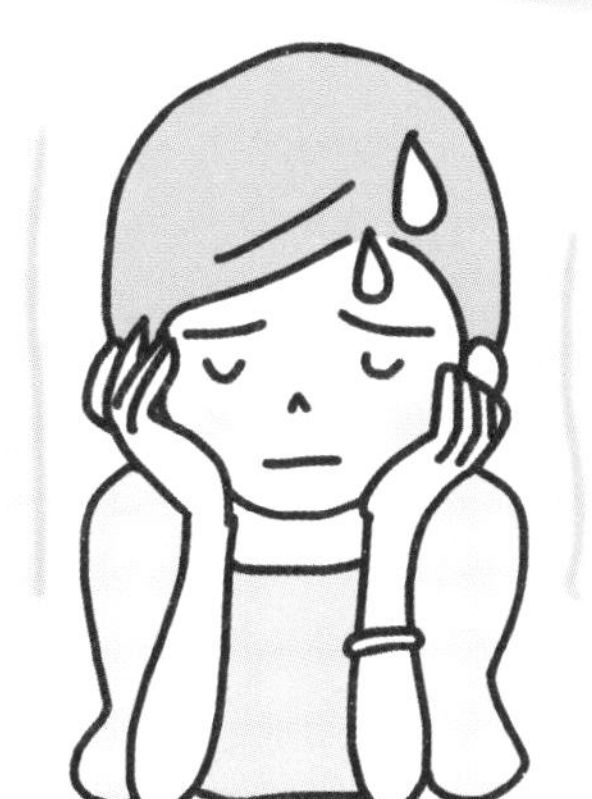

消えてしまいたい

自分では精一杯がんばっているのに、うまくできない。「こんな自分は存在価値がない人間で消えてしまいたい」と思う

発達障害かもしれない……

ネットで自分のような悩みをみつけた。発達障害だと書いてある。自分もそうではないかと感じて受診した。診断はＡＤＨＤだった

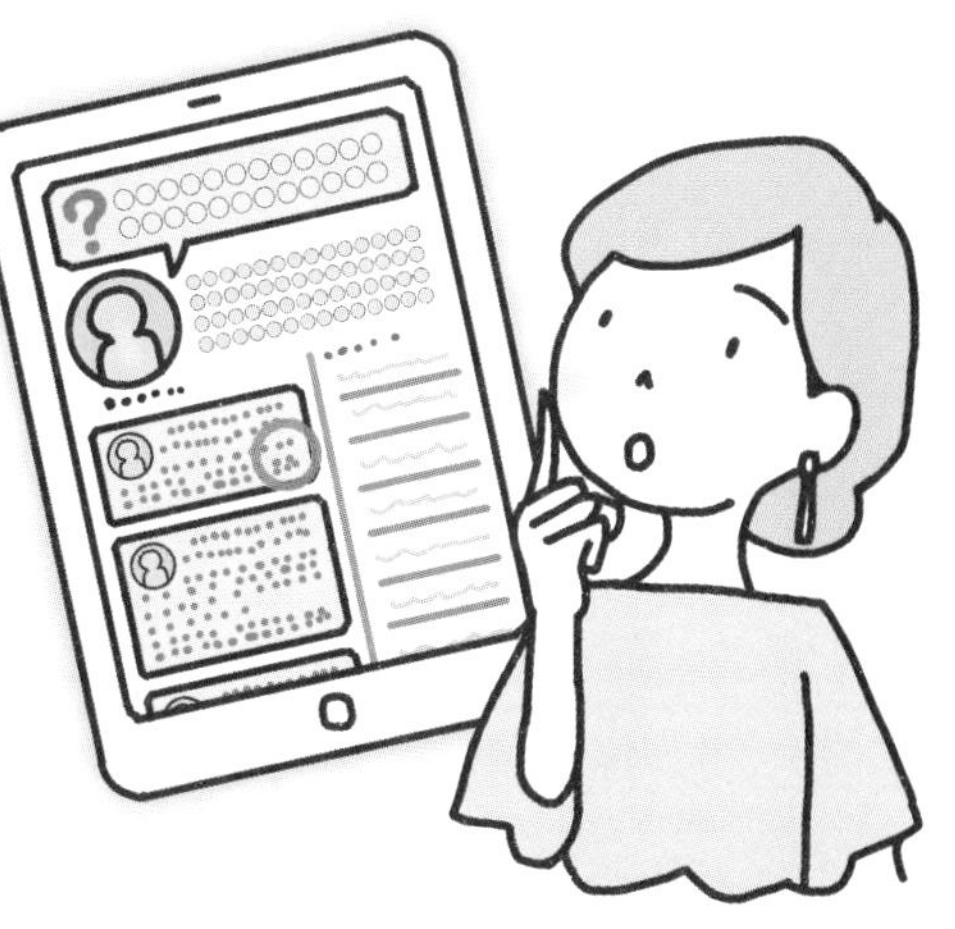

基礎知識

自閉スペクトラム症の特性

主に2つの特性がある

発達障害は、幼少期から発達の遅れが生じるものです。本書では、自閉スペクトラム症とADHDについて、述べていきます。

自閉スペクトラム症には、大きく2つの特性があるとされます。

1 コミュニケーションや対人関係が苦手

コミュニケーションをとることが苦手です。会話の相手と目が合わなかったり、感情が動いていないわけではないのですが表情があまり変わらなかったりします。

言葉どおりに受け取ったり、微妙なニュアンスがわからなかったりします。「あれ」「これ」など、あいまいな指示をされると、なにを指すのか想像できません。相手には、「言いたいことが通じない」と思われてしまいます。

こうした社会性の障害があると、仕事や対人関係に支障をきたすことになりがちです。空気が読めない、常識がない、などと言われることもありますが、本人はどうしていいかわかりません。左記のような現れ方が典型的です。

- 目が合わない
- 会話がなりたたない
- あいまいな指示や言外の意味を理解することができない　など

② 興味のかたよりやこだわりの強さ

興味や関心をもつものが限定的です。自分が興味をもったものには、とことんこだわり、集中します。会話をしていても、相手の話を聞かずに自説を述べて、意見をまげない人もいます。

変化に弱いのは、この特性によります。予定外の仕事が入ると混乱して、自分なりのやり方を無理に通そうとします。パニックになることもあります。ほかの人からは「がんこ」「融通が利かない」とみられることもあります。

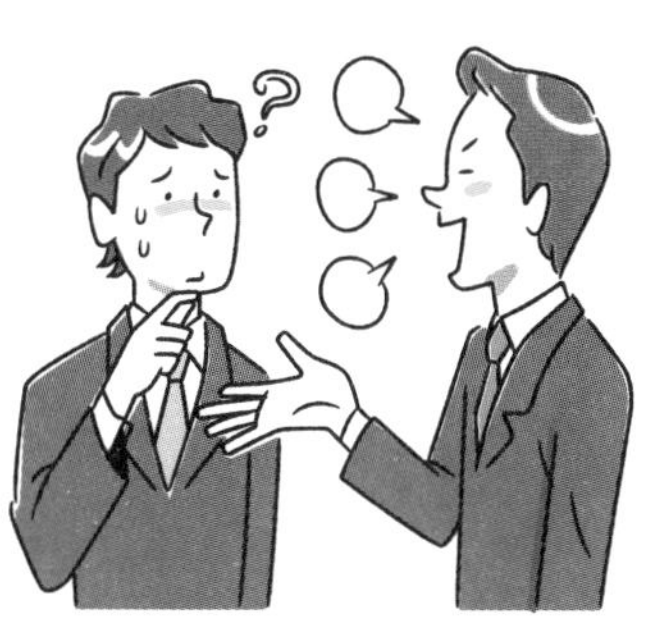

相手が興味のないことでも、自分の興味があれば延々と話しつづける

生活習慣を変えることも苦手で、体調が悪くても、決めたことをやろうとします。左記のような現れ方が典型的です。

- 状況の変化についていけない
- ルーティンな作業はできるが、スケジュールが決まっていない仕事、臨機応変が要求される仕事をするのは困難
- 要領が悪い、がんこ、といわれることがある

そのほかにも

感覚の過敏性や動きのぎこちなさがあります。感覚過敏に関しては、診断基準のなかにも②に含まれています。自閉スペクトラム症では、もっている人の多い特性です。

基礎知識

ADHDの特性

主に3つの特性がある

ADHDは、正しくは注意欠如・多動症といいます。その名のとおり、不注意と多動性、そして衝動性の3つが主な特性です。どの特性が強い状態になっているかは、ひとりの人でも変わることがあります。

1 不注意

不注意優勢状態です。忘れ物などの不注意は健常者でもありますが、その程度が甚だしく、広範囲にわたり、生活に支障をきたします。注意力の障害なので、やる気のなさやだらしなさの問題ではありません。

典型的には、左記のような現れ方をします。

- ケアレスミスが多い
- 忘れ物、なくし物が多い
- 約束を守れない、間に合わない
- 注意の持続が困難で、すぐに気が散る
- 仕事や作業を順序だてておこなうことが困難
- 指示に従えず、課題が果たせない
- 片づけが苦手

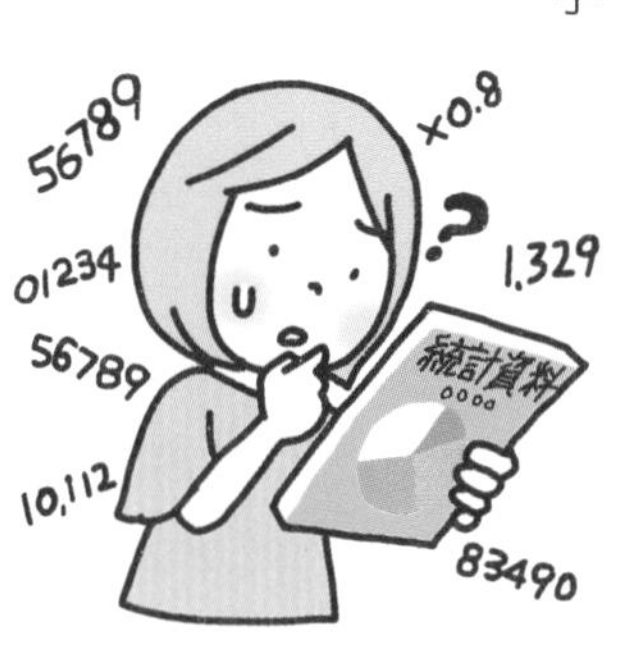

細かい作業が苦手。特に数字のミスが多い

❷多動性　❸衝動性

多動性・衝動性優勢状態です。不注意がそれほど目立たず、多動性や衝動性が目立ちます。落ち着きがない、失言、待てないなどの症状は、多動性や衝動性によるものです。男性に多い傾向ですが、大人になるにつれ、多動性のある人は減ってきます。意思で行動を抑えられるようになるからといわれます。ただ、完全になくならず、残っていることも少なくありません。

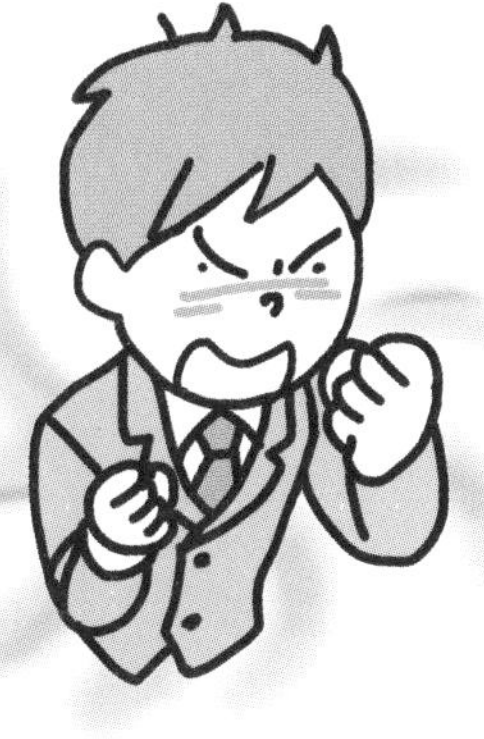

すぐに怒るので、トラブルメーカーになりやすい

典型的には、左記のような現れ方をします。

・貧乏ゆすり、ペン回し
・相手の話をさえぎる
・仕事を過剰に引き受ける
・感情の起伏が激しい
・すぐカッとなり、怒りやすい
・衝動買い
・ひんぱんな転職　など

そのほかにも

不注意、多動性、衝動性が同じくらい目立つことがあります。混合状態です。

そのほか、睡眠障害はＡＤＨＤの人に多い特性です。ものごとを始められない「先延ばし」も、ＡＤＨＤの特性のひとつです。

基礎知識

発達障害に共通する特性

自閉スペクトラム症、ＡＤＨＤは、主な特性のほかにも、左記のような特性があります。これらは両方に共通する特性です。

■**睡眠障害**

・睡眠障害がある人は多く、不眠だけでなく、過眠も多い。しかし、過眠は不眠よりも、本人の努力の問題とされやすい

・仕事中に居眠りをしたり、昼間ぼーっとしてしまって仕事の手がとまったりする

・対処をしないと、昼夜逆転になってしまう

■**協調運動機能の障害**

・手先が不器用

・運動神経がにぶい。特に球技が苦手

・手と足の動きが連動せずバラバラ

■**視覚・空間認知の障害**

・黒板の文字をうまく写せない

・鏡文字を書く

・ものの位置関係の把握ができず、ものにぶつかったりする

■**感覚過敏・鈍麻**

・音や光などに過敏

・鈍麻の人もいる

・聴覚過敏の人が多い

■**学習障害の問題**

・文字の読み書きや、計算が極端に苦手など、学習障害の特性を伴いやすい

基礎知識

併存していることが多い

複数の特性をもつ人も

これまで述べてきた個々の特性を、ひとりの人が複数もっていることが多くあります。

発達障害にはそれぞれ診断基準があり、すべて満たしていると、併存とみなされます。自閉スペクトラム症とＡＤＨＤの併存は、たびたびみられます。ＡＤＨＤと診断された人が治療を続けても改善しないのは、自閉スペクトラム症が併存していたから、というケースも少なくありません。

そこで本書では、ほとんどのページを自閉スペクトラム症向け、ＡＤＨＤ向けと限定せず、どちらにも役立つ内容にしています。

発達障害の併存

状況に合わない発言、仕事上のミスが多い、感覚過敏など、両方の症状がみられる

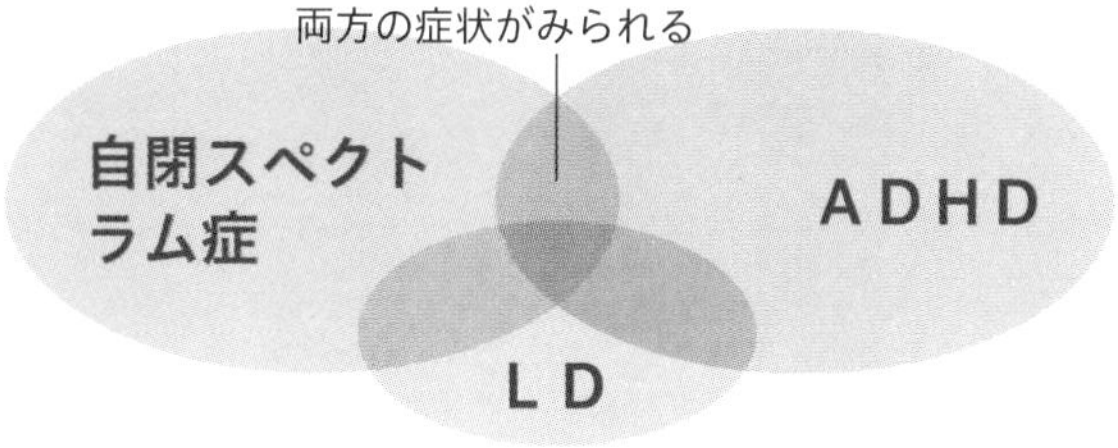

自閉スペクトラム症

ＡＤＨＤ

ＬＤ

自閉スペクトラム症とＡＤＨＤの併存だけでなく、ＬＤの併存もある。併存率は、報告によってまちまち

ＬＤ

読み・書き、算数など、特定の学習能力が障害されている。知的障害はない。学生時代に適切な支援や対応があったなら改善されていることが多い。ＳＬＤ（限局性学習障害）ともいう

併存とまではいえない場合も

併存とまではいえない場合もあります。互いの診断基準を満たすほどでなくても、自閉スペクトラム症だけれどADHD的でもある、ADHDだけれど自閉スペクトラム症的でもある、といったように、もう一方の特性が、ある程度みられることは珍しくありません。

ただ、特性が診断に至らないほどであっても、なんらかの対処は必要です。

発達障害といえない場合も

ある程度の特性がみられるものの、発達障害の診断基準をどれも満たしていない場合もあります。発達障害グレーゾーンなどといわれたりします。適応障害など、ほかの診断がつくこともあります。

大人になってから発症することはない

誤解されがちですが、発達障害を大人になってから発症することはありません。

発達障害は生来のものですから、幼少期から特性はあったはずです。ただ、気づかれないまま大人になって社会に出てから、どうもうまくいかないと悩んで受診する人が多いのが実情です。

子どものころに気づかれるのは、知的障害が重い場合で、療育がスタートしているでしょう。ですから、大人になってから気づかれるケースの多くが、知的障害を伴いません。

大人になって受診した人のなかで、発達障害と診断されるのは、20代から30代前半が多いです。*高学歴の人も少なくありません。

＊烏山病院の場合

1

仕事をスムーズに進めたい！

1-1 困難の背景にある要因を把握する

特性による困りごとは4ジャンル

発達障害のある人は、本人は真剣に取り組もうとしているのに、仕事がスムーズに進みません。試行錯誤のくり返しで、暗礁に乗り上げることがたびたびあります。仕事をうまく進められず、困りごとが生じるのは、発達障害の特性が大きく関わっています。

どのような困りごとが生じているか、大きく4つのジャンルに分けて考えてみましょう。

❶作業遂行能力の問題

指示どおりに仕事を進められない、段取りが立てられない、臨機応変な対応が苦手など、仕事を進めることじたいに困難があります。1章で、こまかく見ていきます。

❷対人関係の問題

相手の気持ちがわからずコミュニケーションをとれなかったり、失言で対人関係を悪化させたりします。2章で、こまかく見ていきます。

❸自己管理の問題

ストレスがたまっていることに気づかず、体調を悪くしたり、気持ちが不安定になったりします。感情のコントロールができないことがあります。3章で、こまかく見ていきます。

❹その他の問題

居眠りをしてしまう、感覚過敏でつらいなど、さまざまな困難があります。「やる気がないのか」「自分勝手だ」と言われたりします。各章に関連する項目があるので、参考にしてください。

作業遂行能力の問題の背景は

仕事を進めるうえで大切なのは、スケジュールどおりにミスなく仕上げることでしょう。ここに困難がある背景に、社会性の障害、不注意などの発達障害の特性が関わっているのですが、困難の背景として、3つの要因が考えられます。

❶「実行機能」の障害

実行機能とは、目標を立てて効果的に実行していく能力で、まさに仕事を進めていく能力です。実行機能の障害は、発達障害の人に共通してみられる要因です（↓P26）。

❷報酬系の問題

報酬系の問題とは、長期的な利益より目先のことにとびついてしまうことです。いわば、先の1万円より目の前の1000円に手を出すようなもの。先の成果を考えられないので、仕事をやろうというモチベーションが上がりません。ADHDの人にみられることが多いです。

❸時間感覚の問題

時間感覚の問題とは、時間の感じ方が速かったり遅かったりすることです。同じ時間でも、人によって「あっという間」だったり、長く感じたりするものですが、それが極端です。スケジュール管理ができないことにもつながります。

背景となる要因は、それぞれが自閉スペクトラム症やADHDだけに当てはまることではありません。例えば、遅刻が多いなど時間感覚の問題はADHDの人に多い傾向ですが、自閉スペクトラム症でも、ADHD傾向をあわせもつ場合には、同じような困難が起こってきます。

また、3つとも当てはまらない人もいます。

キーワード

実行機能

「実行機能」とは

目標を立て効果的に実行していく能力のこと。仕事をするうえで重要な力。

仕事を進める力に障害がある

発達障害では、実行機能の障害がある人が多いといわれています。仕事はスケジュールどおりに進めなくてはなりませんが、ここが障害されていると、仕事の段取りを立てたり、スケジュールを管理したりすることが苦手です。

同時進行するような作業では、優先順位がつけられず、なにから始めればいいか迷います。

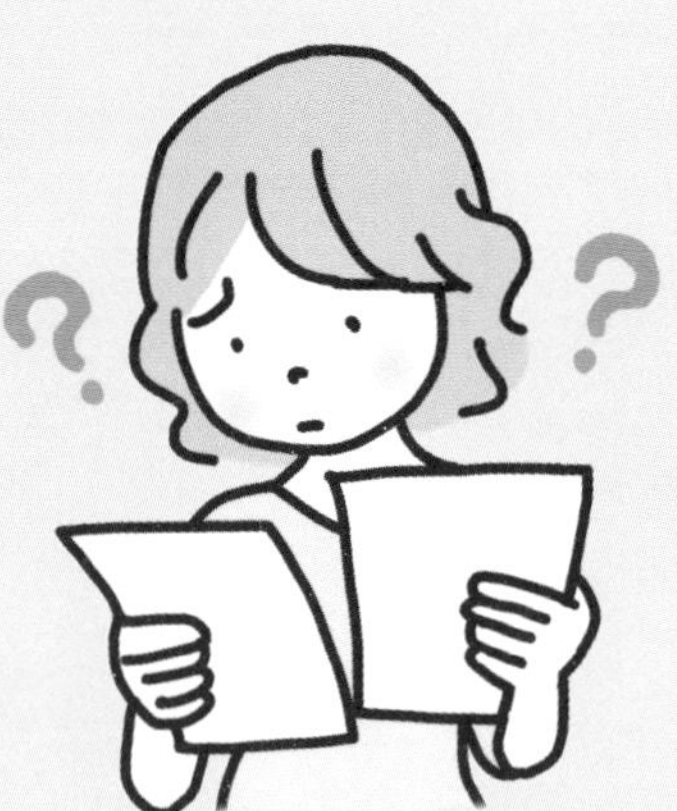

どちらを先にやったらいいかわからない

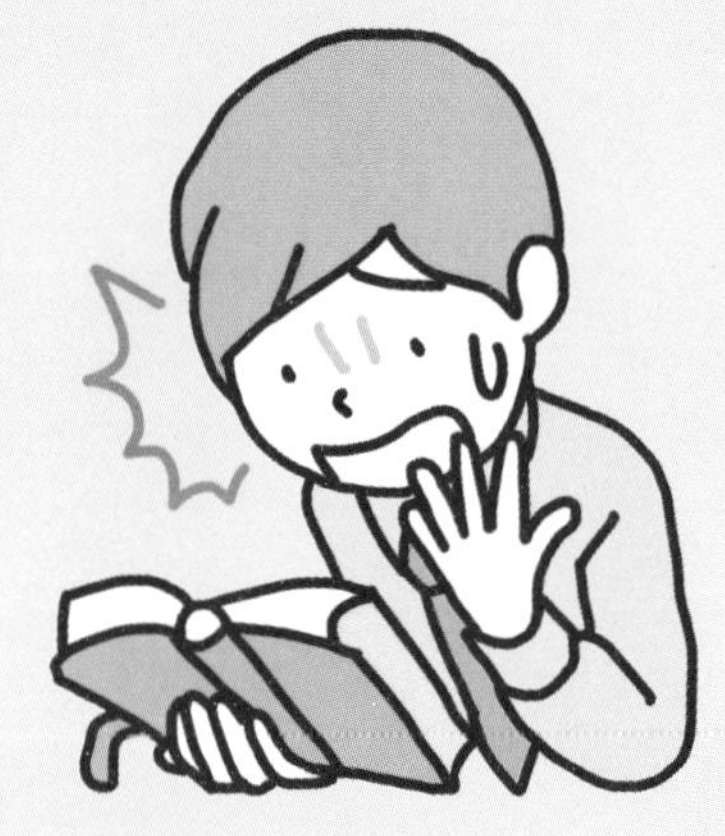

予定どおりに作業を進められず、締め切りに間に合わないことに

　スピードが求められる仕事や急な仕事への対応が苦手です。仕事では追加や変更がつきものですが、一度に複数の仕事が入ったり、急に指示が変わったりすると、対応ができません。情報処理能力に弱さがあると、焦ってしまってパニックになることもあります。

誤解のもとになりやすい

　実行機能の障害は、周囲の人にとって理解するのがなかなか難しい特性です。

　例えば、今日じゅうにやらなくてはいけないとわかっている仕事があっても、とりかかれません。ただ時間が過ぎていくだけ。周囲は「わかっているなら始めればいいのに」とイライラします。職場でも「やる気がない」と誤解されることが多くあります。やる気がないわけではなく、スタートできるかどうか、「やろう」と意思決定することができるかどうか、の問題なのです。

実行機能の４段階

　実行機能とは、下記のように４つの段階をふんで仕事を進める力です。

1 意思決定

仕事をやろうと決定する段階

▶ **決定できない**

↓

2 計画立案

目標を立てて段取りを組む

▶ **優先順位がつけられない**

▶ **予定が組めない**

↓

3 計画実行

計画どおりに作業をこなすこと

▶ **複数の作業ができない**

▶ **要点を押さえられない**

↓

4 効果的遂行

よりよい結果になるように仕事をすること

▶ **状況のモニタリングができない**

▶ **状況に合わせて作業を修正できない**

1-3

スケジュールを管理する方法

全体をつかむ

実行機能の障害が大きく関わるのが、計画的に作業を進められないこと。複数の作業の同時並行（マルチタスク）が苦手、優先順位がつけられないという困難にも関わっています。

目の前の仕事を、興味のおもむくままにしていませんか。**計画的に作業を進めるために**、まず全体をつかむことから始めましょう。

マインドマップ®は、全体を把握するのに役立つ方法です。その仕事に関してやることを、1日単位や1ヵ月単位で把握し、やる順番を決めます。

1日のスケジュールを管理するには、朝、仕事を始める前に、その日やることを書き出して、順番を決めます。

チームで共有するのも有効です。また、仕事中に別のことを考えはじめても、これを見ることで、もとの作業に戻るきっかけになります。

優先順位がわからないなら

マインドマップに、順番を書き込むとき、優先順位（作業の順番）がわからなければ、上司に相談します。作業の順番を決めるには、マイ・スケジュール（→P30）も役立ちます。

これらのように目に見えるかたちにすることを、情報の「**視覚化**」といいます。発達障害のある人は、仕事の指示を、メールやメモなどで視覚化してもらうとよいでしょう。

方法1 マインドマップ®

横長の紙に今日やることの大きな項目を書き、それに付随することを、中心から色分けして書きます。イギリスの教育者トニー・ブザンが提唱する方法です。

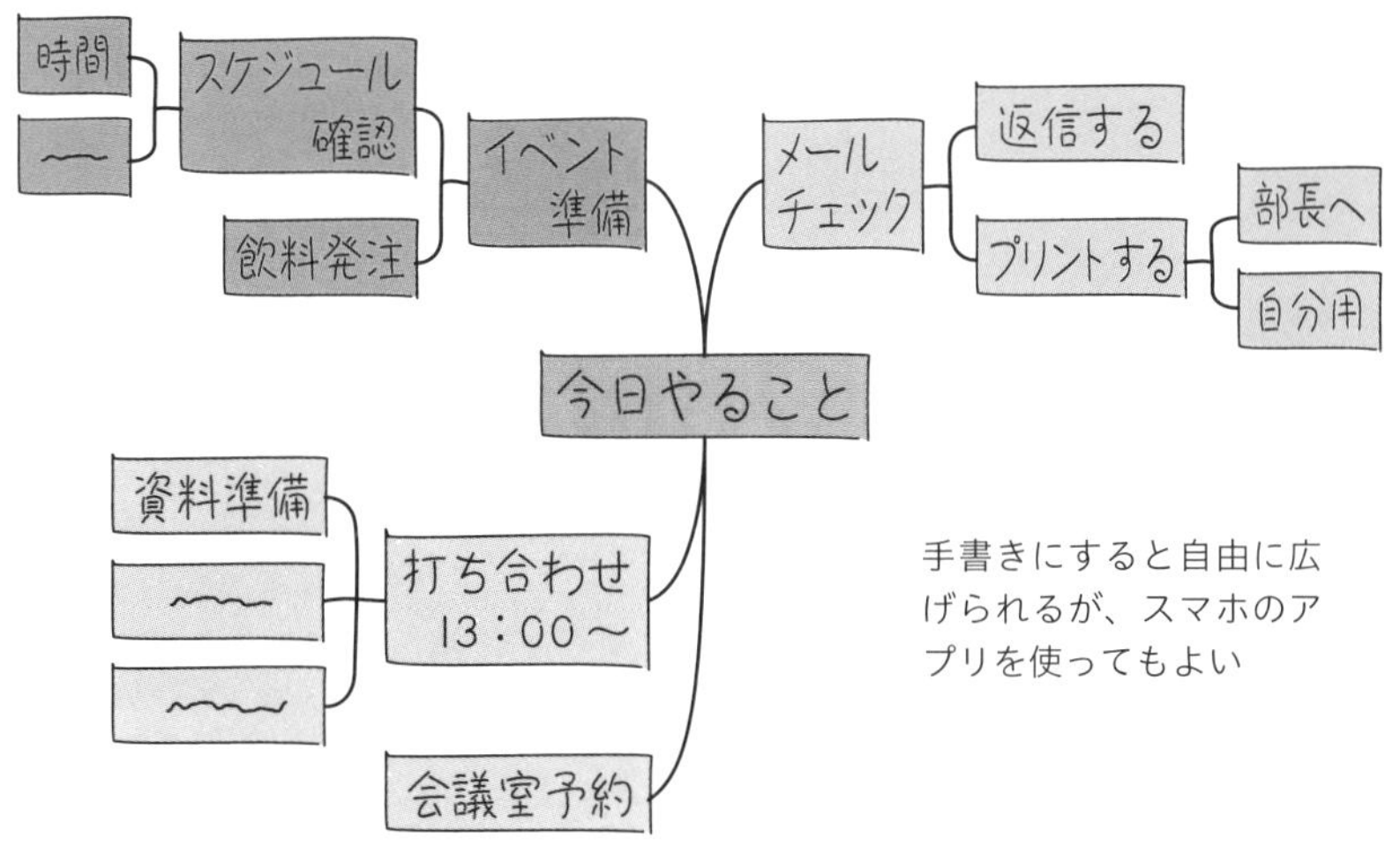

手書きにすると自由に広げられるが、スマホのアプリを使ってもよい

スマホのアプリの利用も

スマホ（スマートフォン）やタブレット端末で、スケジュール管理をしている人も多いようです。マインドマップのソフトも多種多様なものがあります。そのほか、以下のようなソフトを使っている人もいます。

● **グーグルカレンダー**　スケジュール管理のツールです。予定を色分けして書くことや、詳細な予定まで書き込むことができ、変更も可能。定期的にくり返される予定も簡単に設定できます。

● **リメンバー・ザ・ミルク**　タスクが管理できるアプリです。予定やタスクを登録しておき、「3回以上締め切りを延期しているもの」「『あとで考える』と書いてあるタスク」などと検索すると、該当するタスクが表示されます。また、締め切りを通知するだけでなく、取りかかり時間まで教えてくれます。

スマホで作成したら、首から下げておきましょう。大事なものは体から離さないのが基本です。

方法2　マイ・スケジュール

最初にやる仕事は、その日のスケジュールづくりです。つくったスケジュール表は、見えるところに貼っておきます。仕事を終わらせる予定の時間を書き込んでもよいでしょう。

付箋

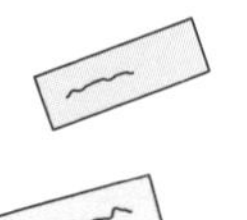

その日やることを１件ずつ付箋に書いていく

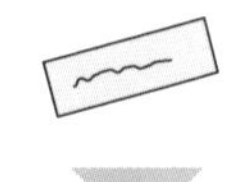

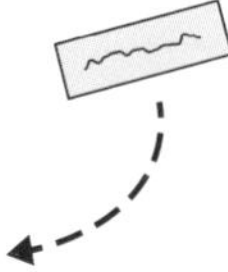

11/10

やる順番を決め、別の紙に貼っていく。新作業が出てきたら、付箋に書き、順番を決めて貼り直す

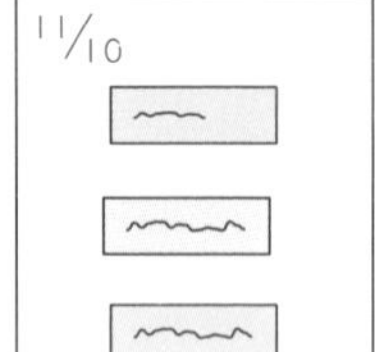

作業がすんだら、付箋を捨てる

リスト

1 ○
△
2 ◎
2 ○
1 ◎
3 ◎

その日やることを箇条書きにして、マークをつける。次に、◎と○の、それぞれにやる順番を書く。△は余裕があれば残す

◎ 今日やるべきこと
○ 今日やるほうがいいこと
△ 今日でなくてもいいこと

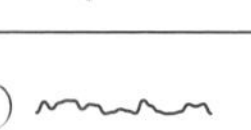

①
②
③
④
⑤
⑥

◎の１から順に並べて通し番号をふりながら清書する。ここで上司に見てもらってもよい

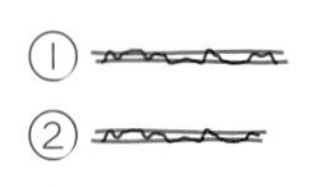

①
②
③
④
⑤
⑥

作業がすんだら、二重線で消す。終わった仕事がひと目でわかる

やることと順番を明らかにする

その日なにをやるか、どの順番でやるかは、マインドマップに書いてもいいのですが、リストや付箋を活用する方法もあります。これを「マイ・スケジュール」といい、**自分なりのスケジュール**をつくって管理する方法です。

スケジュールをつくるとき優先順位がわからなければ、上司に「どちらを優先したらよいでしょうか」などと確認しましょう。

マイ・スケジュールの利点

発達障害のある人は複数の仕事を同時に進めるのが苦手です。ただ、**決めた順番どおり、一点集中の仕事はこなすことができます**。1つのことに集中すると、ほかが視野に入らなくなる特性があるからです。この特性はマイナスばかりでなく、職場ではプラスにもなるので、いまやることが明確になるマイ・スケジュールは役立ちます。

マインドマップと同様に、**スケジュールを視覚化**するので、管理しやすくなるという利点があります。また、リストにする方法は、やったことがわかるので**達成感が得られます**。付箋にする方法は、イレギュラーな作業に対応しやすいという利点があります。

スケジュールを決めておくのも

朝、出勤したら、マイ・スケジュールをつくる、メールをチェックする、プリントして部長に渡す、などと、毎日やることの順番を決めておくと、滞りなく仕事を始めることができます。

このように、パターンを決めておくことを「構造化」といい、とくに自閉スペクトラム症の特性がある人には有効です。

方法3　TODOリスト

ノートや手帳を利用してリストをつくります。広げた見開きページが１週間単位になるようにつくると使いやすいでしょう。余白にメモ欄があると便利です。１ヵ月単位のリストなら、全体をつかむ力もついてきます。

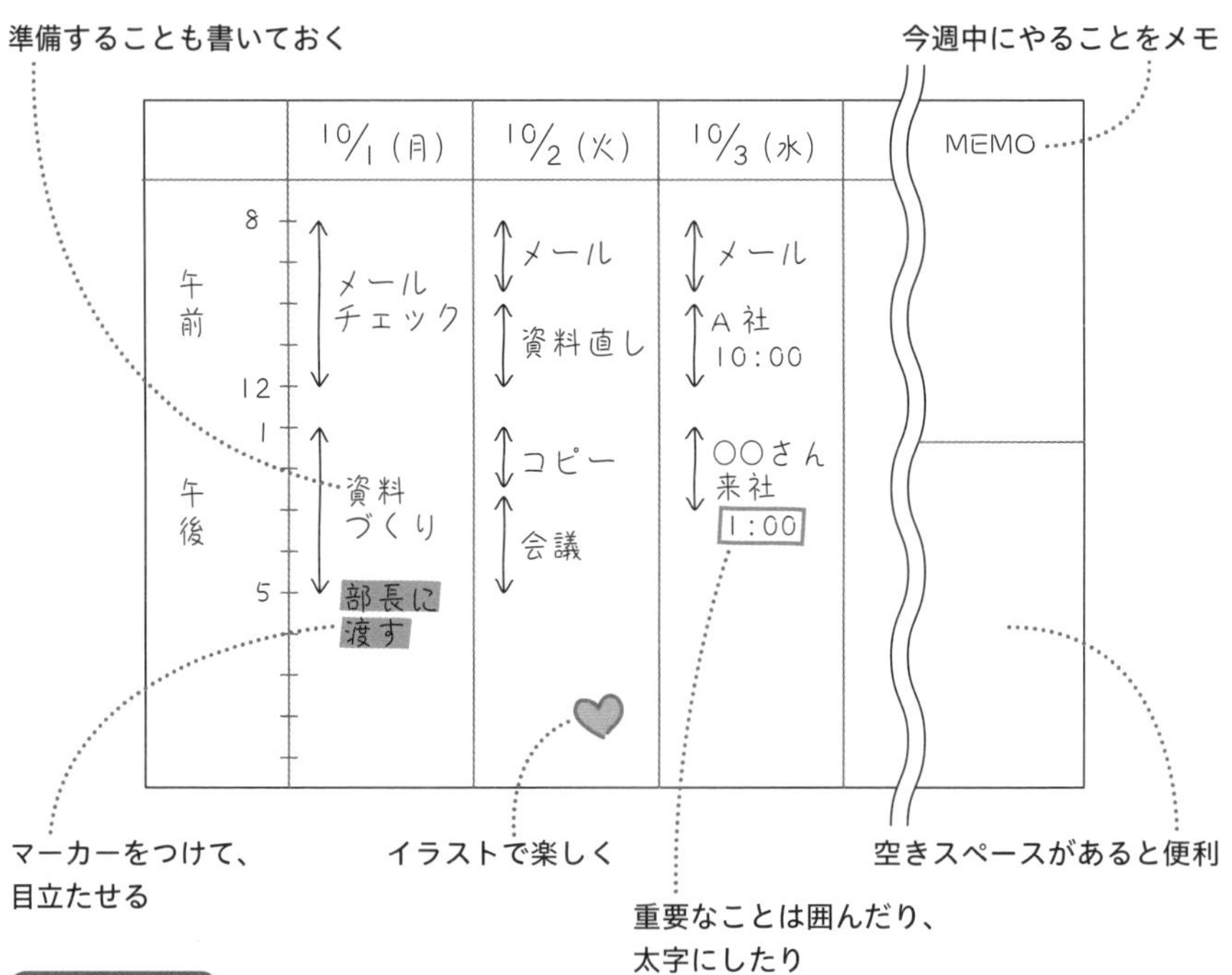

注意点

つめこまない

ＡＤＨＤの人は、仕事をつめこみすぎる傾向があるので、リストには余裕をもたせる

開きたくなるように

メモやチェックを忘れないために、開きたくなるような楽しいリストにしよう

重要なものだけ

記入しすぎる傾向がある。書き込みが多いと混乱のもと。重要なものを単語で記入する

1週間単位、1ヵ月単位の予定

やることや予定を記入するリストを「TODOリスト」といい、仕事を計画的に進めるためにも、約束を忘れないためにも、小さい手帳などを利用して作成している人は多いようです。

いろいろなタイプの手帳がありますが、発達障害の人には**1週間単位のものがおすすめ**です。長期的な計画をみるのが苦手なら、1ヵ月単位の手帳でつくりましょう。どちらの場合も、1日の予定は、TODOリストとは別に「朝イチ」でマインドマップやマイ・スケジュールをつくります。

リストを見るのは自分だけですから、自由につくってかまいません。リストに書くことや見ることを忘れないように、**見やすく楽しいリストにする**といいでしょう。

体験談

TODOリストで自分が変わった

小学生用の連絡帳を利用してTODOリストをつくり、いつも持ち歩いています。1週間単位でやることを書き、できなかったら、すぐに翌週に書いています。

こんな小さなリストですが、書きはじめてから自分の生活がガラリと変わりました。約束を守れるようになったし、むだなことに時間をとられなくなりました。

いちばん大きいのは、TODOリストを持っていることじたいが安心につながったことです。どうだったかな、だいじょうぶかなと不安になったら、リストを見ればいいからです。

（30歳、営業）

1-4

時間を守るためにしたいこと

自分なりの原因を分析する

　仕事がうまく進められないのは、仕事を先延ばしにする、やるべきことが間に合わない、遅刻が多いなど、時間の管理が苦手なことが影響しています。これは時間感覚の問題が要因のことがあります。健常者とは**時間の感じ方が違う**のです。そのため、作業時間の見込みが立てられません。例えば30分といっても、感じ方がずれる人もいるし、さっぱりわからないという人もいます。

　また、細部にこだわりすぎて作業が進まない、時間を忘れるほど集中しているなどの原因もあります。ほかにも時間を守れない原因はいくつかあるので、まず自分なりの原因をつきとめるのが先。そのうえで、対策を考えます。次のような原因と対策が挙げられます。

■**原因――時間感覚の問題**

時間の感じ方に問題があり、作業時間の見込みが立てられない。

対策①――日常的な作業をおこなうとき、どのくらいの時間がかかるか、はかってみる。食事、入浴など生活感覚でつかむ。洗面、歯磨き、髪をとかすなど細かく区切らず、朝洗面所にいる時間ぐらいの、大まかな枠ではかる。

対策②――30分など時間を設定してアラームを鳴らし、体感する。

対策③――アナログ時計にする。アナログ時計なら、針の動きから、時間を目でとらえることができる。目につくところにかけておこう。

対策④――スケジュールを組むとき、忘れ物や探し物などのトラブルが起こることを前提にして、そのための時間をとった予定を立てる。

■原因――次の行動にうつれない

先延ばししたり、優先順位がわからなかったりする。

対策――スケジュール管理や先延ばしグセの問題への対策を参考に（↓P28、P36）。

■原因――忘れ物や探し物で時間をロスする

仕事を始めようとすると、まず道具や書類を探す羽目に陥る。探しても見つからないこともある。

対策――片づけや処分など、ものの管理をしっかりすることで、時間のロスがなくなり、時間の管理ができるようになる（↓P58）。

■原因――気分がうつる

職場に着ていく服が決められない、朝食が決められないなど、遅刻の原因が、朝のしたくをしているうちに気分がうつること。

対策――休日最後の夜に、翌週の服をすべて決めて、ハンガーにつるしておく。朝食は毎日同じメニューにする。

■原因――生活リズムが乱れている

遅刻の原因として、昨晩寝るのが遅くて朝起きられなかったなど、睡眠や食事の時間がずれていることがある。

対策――就寝と食事の時間を決めて守る。まずは夜更かしをやめる（↓P99）。

■原因――時間の逆算ができない

締め切りから逆算してスケジュールを立てることができない。

対策――34ページの対策①～④で時間の感覚をつかむ。あるいは、同じ作業をする人と一緒に行動する。

1-5

「先延ばしグセ」を直すには

先延ばしは進行管理に影響する

発達障害の人から、進行管理に困るという声が多く聞かれます。作業をとどこおりなく進めるにはスタートが肝心ですが、「いつまでも作業が手につかず、結局、間に合わなかった」「スタートが遅れて、中途半端なものしかできなかった」などと言います。

これは「先延ばし」の傾向があるからです。先延ばしは、ADHDの特性のひとつに挙げてもいいほどの悩みです。

苦手意識をもたないように

自分には先延ばしグセがあって、作業にとりかかるのが苦手だと思い込んでいませんか。

その**苦手意識**がブレーキになっています。苦手意識をもつのをやめ、「自分だって意外とできるぞ」と思うようにしましょう。そのうえで、対策を考えていきます。

まず、スタートの前にハードルを下げます。例えば、スタートの回数を減らすのもひとつの方法です。作業を始めたら、関連する作業を続けるようにして、**やることの切り替えの回数を減らす**のです。

気分をもりあげる

面倒くさいと感じることは、先延ばしにしてしまう大きな原因でしょう。その面倒くささに負けないように、気分をもりあげます。「できそうだぞ」と思うこともそのひとつですが、ほかにも、いくつかの方法が挙げられます。

■「その気」をつくる

やるべきことにいきなり向き合わないで、雰囲気を高め、徐々にやる気をつくりだします。

①いすに座る
②関連することを始める
資料を眺める、手近な紙に自分の名前を書く、など。

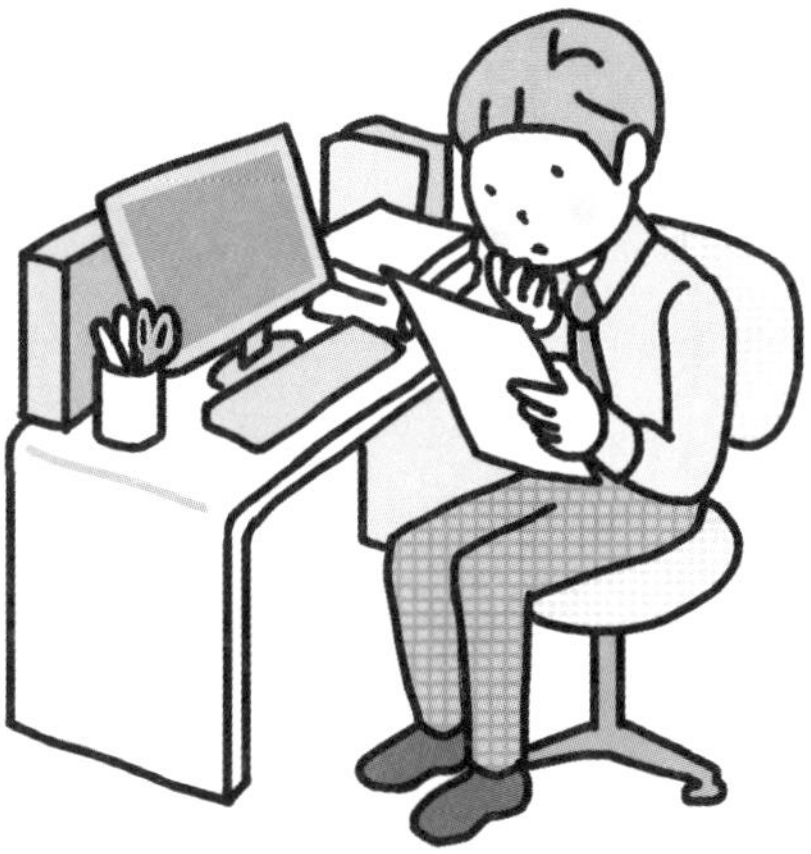

最初は、資料をぼんやり眺めているだけでも、そのうち、つい読んでいたりする

③作業スタート

■クエスト化する

クエストとは探索、冒険の旅などの意味。作業はゲームで、クリアすると報酬の獲得、ゲームが進行するなど、作業をすることをクエスト化してとらえるのは、いい方法です。

自分を追い込む

自分でギリギリの状態をつくります。「やらなきゃ終わらない」と言い聞かせるなど、自分を追い込んで、やる気をおこさせます。

■公表する

一つひとつの作業に締め切りを設定し、その締め切りを上司に言ってしまいます。「言ったからには守らねば」と自分を追い込むのです。

締め切りは、**本来の締め切りより早めに設定する**ことが重要です。早く終わったら次の作業にとりかかることができます。これをくり返せば、進行にも気持ちにも余裕ができるので、やったことを見直すことで、ミスも減るでしょう。

ただし、締め切りに余裕があるからとスタートを遅らせないことが肝心です。

作業を始めたら

集中力が持続できない人は、同じことを続けず、**仕事に変化をつける**ようにします。

例えば、午前中は外まわり、午後は社に戻って資料探しなど、体を動かす作業を組み込むとよいでしょう。

同じ作業を小分けにしてから始めるのも、いい方法です。ひとつ終わるごとに、達成感が得られるので、続けられます。

やる気がないと言われることも

先延ばしグセは、仕事を始めずにだらだらしているとみられがちです。「やることはわかっているのだから、さっさとやればいいのに、なぜやらないのだろう、やる気がないからだ」と、判断されてしまいます。

ミスが多いこともやる気のなさにみえるので、ミスを減らし、集中を持続させる対策を立てましょう（→P42）。

やる気のなさがもっとも言われるのは、居眠りです。発達障害の人は疲れやすいので、デスクで眠っていることもあります。休憩時間を予定に組み込みましょう。眠くなってきたら、廊下を歩いてみる、コーヒーをのむ、上司に伝えて別室（食堂など）で短時間休んでくるなど、自分なりの工夫をしましょう。

1-6

「ホウレンソウ」をおこなうコツ

ホウレンソウとは

ホウレンソウとは報告・連絡・相談のことです。ほとんどの仕事は上司の指示でおこなっているので、指示をした人に、状況を知らせなくてはいけません。ホウレンソウは仕事の基本ともいえる大切なことですが、発達障害の特性として、ホウレンソウが苦手な人は多いのです。

まず、ホウレンソウの大切さを、ひとつずつみていきましょう。

ホウ

報告は必須です。担当している仕事や、指示されておこなっている仕事がどこまで進んだかを伝えます。指示された仕事が終わったら、早めに結果を報告するよう、注意します。

細かい内容はメモをつくってコピーし、上司と一緒に見ながら報告するという人もいます。

レン

連絡は忘れずにします。同僚や上司と情報を共有することは重要です。伝言などは箇条書きのメモにして渡すとよいでしょう。

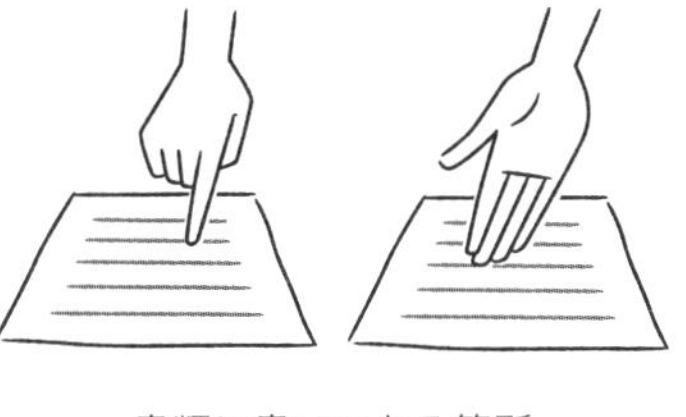

書類に書いてある箇所を示すときには手で。ペンで示すのは失礼

■ソウ

相談は必要なときにします。相談するのは、仕事上でトラブルになりそうなこと、わからないことなどです。報告が相談になっていることもあります。

パターンを決めるのがコツ

上司にしてみれば、報告がないまま時間が過ぎてしまいギリギリになって問題が発覚するのはとても困ります。仕事を進めるうえで大切なことですが、タイミングも内容もやり方もわからないので苦手という人は少なくありません。

自分なりのホウレンソウのパターンを決めてしまいましょう。それがきちんとホウレンソウをおこなうコツです。1週間に1回、曜日と時間を決めてしまいます。そのとき、主に仕事の進行状況を上司に伝えます。仕事のひとつとして、カレンダーにマークをつけるか、1ヵ月単位ならTODOリストに記入して、定期的におこないます。

ただし、決めておいた日時に上司が忙しいこともあるので、「今、よろしいでしょうか」などと声をかけてからにします。

決めておくことは以下の3点です。

■なにを

報告は必須です。ホウレンソウのうち、報告は必ずします。連絡、相談は適宜おこないます。

■だれに

ホウレンソウは直属の上司にします。だれにホウレンソウするかを迷ったときも、上司に相談しましょう。

■いつ

ホウレンソウをする日時を決めておきます。例えば、金曜の午後5時からなどと曜日や時間を決めて、定期的におこないます。

もし、上司に「そんなに報告にこなくていい」と言われたら、毎月10、20、30日にするなど、ペースを落とします。

どのくらいのペースでおこなえばいいかわからないことがあるでしょう。悩みをかかえ込まず、「私はホウレンソウが苦手なので、定期的にしたいのですが、どのくらいのペースがよいでしょうか」などと、上司に相談してみましょう。

ミスをした場合はすぐ！

ミスを発見したら、決めたパターンではなく、速やかに報告します。「怒られたらどうしよう」と不安になるでしょうが、黙っていたり、つじつま合わせをしたりして、問題が大きくなると大変です。「もっと怒られるよりマシ」などと考え、勇気をふりしぼって、伝えましょう。早期解決したほうが、気持ちが楽になります。

ミスをしたとわかったら、すぐに以下のポイントを伝えます。言い訳をくどくどと言わないほうがいいでしょう。

・どう間違えたか
・今後どうするか（わからないなら「どうしたらいいですか」などと聞く）
・修正できる見込み時間
・お詫びの気持ち

例えば、「今、ちょっとよろしいですか」と声をかけて、「じつは私が勘違いをして、記入欄を間違えてしまいました。申し訳ありません。書類の締め切りは本日の12時でしたが間に合いそうにありません。すぐに修正しはじめますが、午後4時ごろになりそうです。よろしいでしょうか」などと伝えます。

ミスを減らすには対策が肝心

深刻なミスが仕事に影響する

試験で解答欄を間違える程度のミスなら、だれにでもあります。ところが発達障害の人のミスは、もっと深刻でひんぱんに起こり、仕事に大きく支障をきたすこともあります。

ミスの内容や程度は個人差が大きいもので、原因もさまざまです。例えば、ひとつのことに集中するのが難しく集中力が長続きしない、まわりの刺激に気をとられやすく注意がそれやすい、ものをなくす、忘れっぽい、片づけが苦手など、一様ではありません。

ミスの原因を大きく分けると、以下のように考えられます。自分なりのミスの原因を知り、対策を立てましょう。

■不注意からのケアレスミス

不注意はＡＤＨＤの特性のひとつですが、自閉スペクトラム症でもＡＤＨＤ的な人は、不注意からミスを起こすことはあります（→Ｐ44）。

■ワーキングメモリの不足

ちょっとした情報を一時的に記憶しておくことができません（→Ｐ46）。

■聴覚情報処理の弱さ

口頭での指示が聞きとれなかったり、理解できなかったりします（→Ｐ48）。

■集中力の問題

集中がとぎれて注意散漫になります。過集中して仕事が滞ることもあります（→Ｐ49）。

なぜ不注意になるのか

注意を３つの要素で考えてみます。これらは重複していて明確に分けられませんが、それぞれがうまくいかないと、不注意として現れます。

容量

１度にどのくらいの情報量を処理できるか。情報量が少なければうまく処理できるが、情報量が容量を超えてしまうと、処理効率が悪くなったり、感度がにぶくなったりする。そのため、会話が長くなると理解が追いつかないことや、同時に複数のことを処理するのが困難になる。

選択性

多くの刺激のなかから特定の対象に注意を向けることができるか。無関係のものごとに注意をうばわれやすく、本来注意すべき対象に注意を向けることが困難。そのため、刺激のない環境なら集中できるが、さざいな刺激で注意がそれてしまい、作業を続けることが難しくなる。

パソコンを打とうとして手のマニキュアが気になるのは、注意の選択性の問題

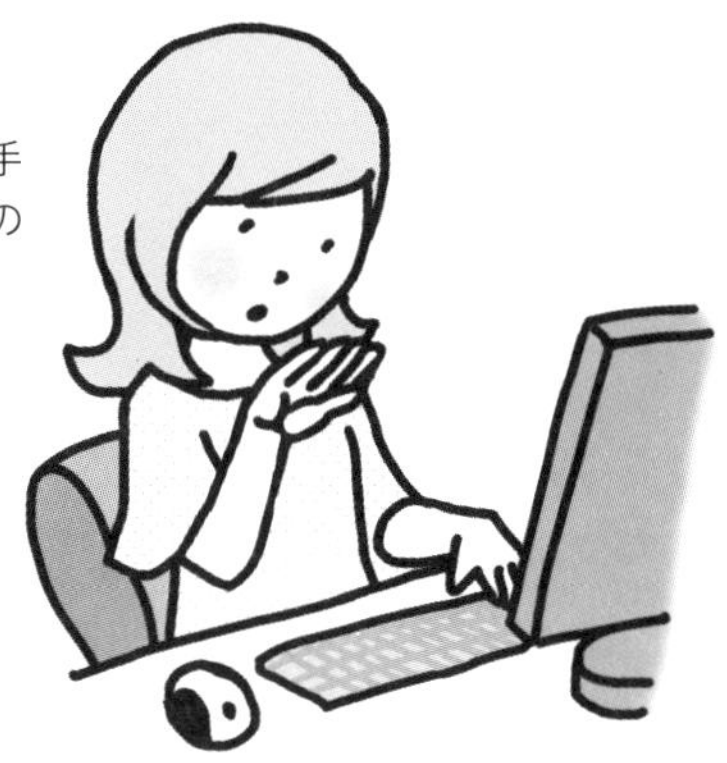

持続性

特定の対象に向けた注意を一定時間保てるか。短時間なら集中してものごとに取り組めるが、長時間になると、たとえ刺激の少ない静かな環境でも気が散る。そのため、仕事の効率が一定に保てず、作業に時間がかかってしまう。

対策1 不注意からのケアレスミスには

自分に合った対策をみつけよう

不注意はケアレスミスの原因になります。ケアレスミスが続くと、自信をなくします。また、周囲からは「仕事ができない人」と評価されることもあります。

不注意への対策は、さまざまな方法が提唱されています。発達障害の人から体験談を聞いたり、インターネット、本などから、対策を集めて書き出したりするとよいでしょう。

以下に対策の例を挙げてみます。これらを試してみるうちに、自分に合った対策、シーンに合った対策がとれるようになるでしょう。自信が回復してくるとミスも減ってきます。

■**徹底的に確認**

書類は指さし確認します。記載箇所を指でさしながら、声を出して読み上げます。上司や同僚に頼んで、ダブルチェックをすると安心です。パソコンの画面では間違いを見落としやすいので、プリントして紙で確認するほうがよいでしょう。

■**記録する**

ミスが起こったときの状況を記録して、その状況を避けるようにします。

■**目に入るようにする**

約束の日時は、手帳に書くだけでなく、付箋に書いて財布の内側などに貼っておきます。

約束を忘れそうなら、スマホやパソコンのリマインダー機能を使うか、自分にメールを送っておきます。メールを開かないかもしれないという人は、ショートメールなら、目に入りやすいです。

■耳からも入れておく

約束の時間はメモをとり、読み上げて確認しておくと忘れにくくなります。

■データを利用する

書類をたびなくす人は、書類をデータ化しておきます。書類を保管した場所も一覧表のデータにしておくと、紛失を防げます。

■体から離さない

メモを書いたスマホは首から下げるなど、体から離さないようにします。大事なものはまとめてGPSつきのタグをつけるなど、グッズの利用も

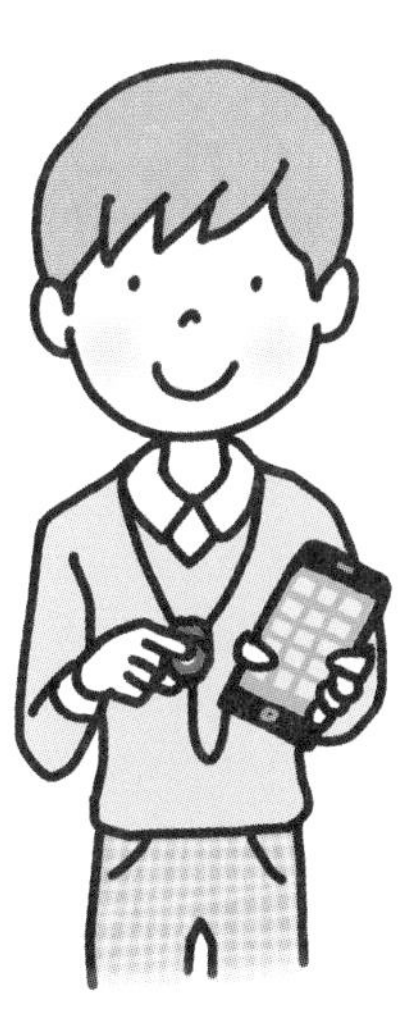

有効です。定期券はチェーンをつけてバッグにとめるのもいいでしょう。

不注意を悪化させる要因がある

不注意を改善するためには、悪化させないことも大切です。次のようなことは、不注意を悪化させます。

・眠気
・疲労、頭痛、吐き気などの体調不良
・イライラ、興奮、うつなどの気分
・モチベーションの低下
・焦る気持ち

発達障害の人全員に意識してほしいのは、焦らないことです。焦る気持ちがあると、不注意の程度が悪化します。

対策2 ワーキングメモリの不足を補う

短期記憶が苦手

口頭の指示が抜け落ちたり、アポイントを忘れたりするのは、不注意のほか、ワーキングメモリの不足も影響しています。

ワーキングメモリとは、口頭で受けた指示(情報)を脳にとどめ、デスクに戻って、これまでやっていた作業と調整するといったような、短期記憶です。電話を受けながらメモをとるといった作業も、注意すべきことを頭にとどめながら別の作業をするので、短期記憶です。

注意を切り替えるにも、比較するにも、一時的に情報を記憶しないといけませんが、ちょっとした情報の短期記憶が苦手なのです。

健常者は

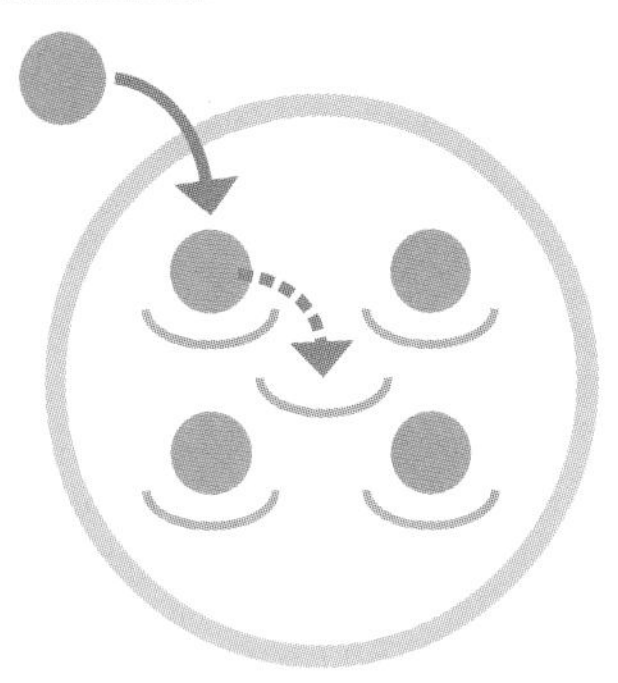

受け皿の枚数に余裕があるので、古い情報をひとつずらしたところに新しい情報を入れることができる

発達障害の人は

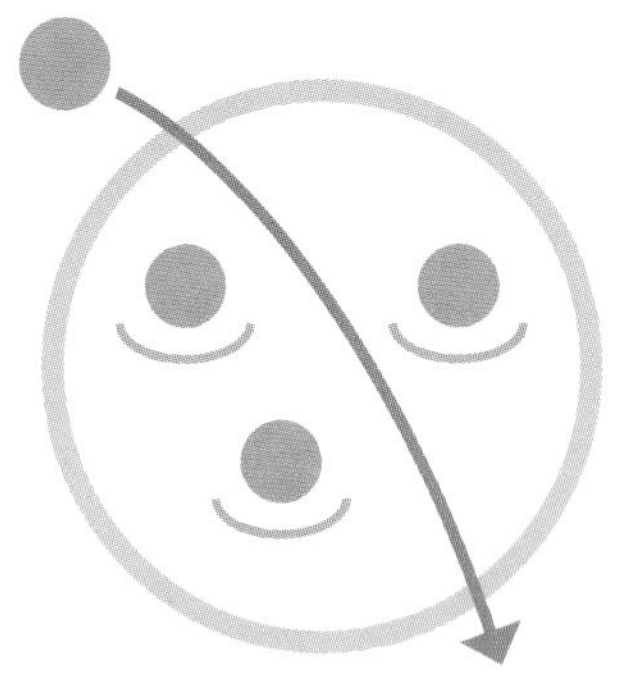

受け皿の枚数に余裕がないので、新しい情報はどこにも入らずに抜け落ちる。または、新しい情報を入れたところの古い情報が抜け落ちる

ワーキングメモリの不足は外づけで

ワーキングメモリの不足をカバーするには、**メモ帳やスマホ**など、記憶を外づけにするとよいです。脳内に記憶をとどめる余裕がないので、記憶の機能をもつものを外部につくって、別のかたちで短期記憶させるのです。

また、**並行作業はしない**ように、指示は1つずつ出してもらいます。1つすんだら報告して、次の指示をもらうようにします。

メモのとり方にも注意

メモをとっても、見忘れたり、なくしたりしないよう、次のような点に注意しましょう。

・メモ帳は決めておく。手近な紙にメモすると、なくす危険がある

・歩く動線上にメモを貼っておくと、見忘れが防げる

・メモをなくしやすい人は、小さなホワイドボードにメモを書いて、机の上に置いておくのも役立つ

・人によっては、メモは紙でなくスマホにすれば見忘れが減ることもある

・メモは保管しておき、時間があるときにマニュアル化すると、同じミスを防げる

書類を手書きにするなら

ＡＤＨＤや自閉スペクトラム症にＬＤが併存していることは多く、文字がうまく書けない人もいます。手書きの書類を提出する場合には、きれいに書こうとせず、ていねいに書くことを意識しましょう。焦らないで落ち着いて書類に向かいます。

対策3 聴覚情報の処理の弱さには

聞いたことを確認する

発達障害の人は、理解力がないわけではないのですが、耳から入ってくる情報を処理するのが苦手です。よく聞き取れずに内容が把握できなくても、聞き直しや質問することをおそれて、自分の判断で進めてしまいます。その結果、指示と合っていないと、ミスになってしまいます。

わからなければ聞き直しましょう。誤解しているかもしれないので、メモをとり、指示した人に見せたり、読み上げたりして確認しましょう。

聴覚情報は視覚情報にする

指示を受けるときにはメモ帳を持って、聞いたその場で文字や図にしましょう。文字や図は視覚情報になるので理解しやすくなります。

また、自閉スペクトラム症の人は、「あれ、うまく処理して」といった、口頭でのあいまいな指示は、具体的にどの仕事をどの程度やればいいのか、想像できません。聞いたその場でメモを具体的に書けば、あいまいさがなくなります。メモのとり方の注意点は47ページを参考に。

スマホを利用する

口頭の指示を聞きとることが苦手だと上司に伝え、了解を得たうえで、スマホに向かって指示を出してもらいます。スマホの機能を使って文字化しておくと、確認しやすくなります。

対策4　集中力の問題には

自閉スペクトラム症は過集中しがち

仕事に支障をきたす原因のひとつに、集中力の問題があります。集中とは、現在おこなっていることに意識を向けて作業をすることです。

自閉スペクトラム症には、1点だけに過集中して、ほかのことが目に入らなくなる特性があります。多くの情報が一度に入ってくると、どれにも集中できず、混乱してミスをしがちです。

指示は1度に1つにしてもらいましょう。これは、ワーキングメモリの不足を補うことにも役立ちます。入ってくる情報量を減らすため、環境整備（→P52）も有効です。

過集中はスケジュールの遅れにつながります。マインドマップ（→P29）をつくるなど、作業の全体を把握しながら、進捗状況を確認するようにしましょう。

ADHDは集中が続かない

ADHDの人は、気が散りやすいので、集中が続きません。仕事の多くはADHDの人にとって興味のないことなので、集中がとぎれてしまうのです。それがミスにつながります。

ただ、ADHDでも、過集中することはあります。興味のないことは10分しかできなくても、好きなことなら3時間続けられたりするのですから、一概に集中力がないとはいえません。

ですから、集中力をつけるより、集中を持続させる力をつける必要が出てきます。**持続訓練法**をおこないましょう。目の前の作業は、自分が集中できる時間に合わせて小分けしましょう。

作業を小分けする

集中できる時間に合わせて作業を分け、**休憩を**はさみながら進めていきます。

❶時間をはかる

自分が集中できる時間を把握します。自分にとって興味のない仕事をやってみて、どのくらい続けられるか時間をはかります。

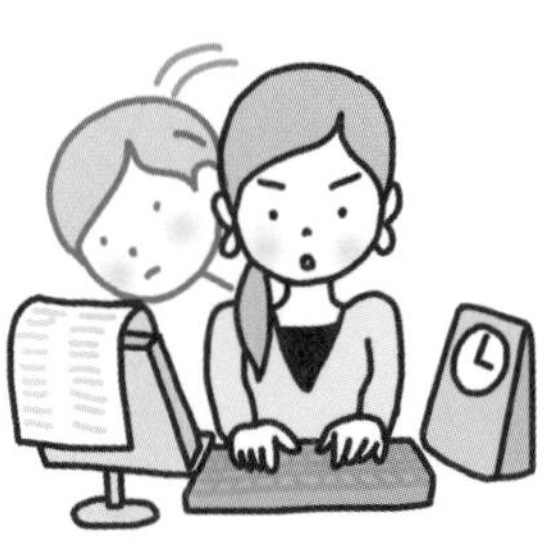

❷作業を細かく分ける

はかった時間でできるように作業を細かく分けます。最初の作業を始めます。

❸休憩をとる

最初の作業が終わったら休憩をとります。休憩は5分などと**時間を決めて**おきます。決めた時間にタイマーをセットして、休憩に入ります。

❹作業にとりくむ

タイマーが鳴ったら、次の作業にとりくみます。このあと、③と④をくり返していきます。

❺できたことを評価する

やるべき作業が終わったら「ここまでできた」と、**肯定的に評価**します。がんばった自分へ、カフェでコーヒーなどの、ごほうびをあげます。

持続訓練法をおこなう

集中しつづける力をつける「持続訓練法」とい

う方法があります。

❶集中できる時間でタイマーをセット

自分のそばにノートを置きます。右ページ①のやり方で、自分にとって興味のない仕事に集中できる時間をはかり、その時間にタイマーをセットします。

❷作業と関係ないことが頭に浮かんだら、ノートに記入する

作業を始めます。作業中に頭に浮かんだことをノートに記入します。そのことを「あとで考えよう」「優先順位は高くない」「やるべき作業をやろう」と考えて、作業に戻ります。

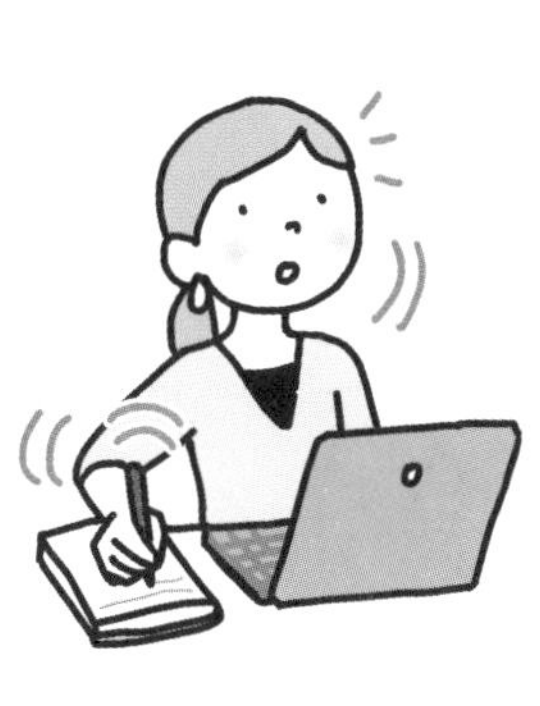

❸タイマーが鳴ったら休憩

タイマーが鳴ったら、作業はいったん中断して休憩をとります。**休憩時間を決めてタイマーをセット**するのを忘れずに。このあと、②と③をくり返していきます。

❹ノートを確認する

やるべき作業が終わったら、ノートに記入した内容を確認します。作業の途中で気になったことが、**本当に大切なことなのか**、ただ魅力的に感じただけなのかを考えます。本当に大切なことなら、やることリスト（TODOリスト↓P32）に書いておきましょう。

持続訓練法は、簡単には身につかないスキルですが、長期間続けるうちに効果が現れてくる人もいます。あきらめずに、訓練を続けましょう。

スティーブン・A・サフレンほか著、坂野雄二監訳『大人のADHDの認知行動療法 セラピストガイド』（日本評論社）を参考に改編

1-8

環境整備で感覚過敏をやわらげる

集中と感覚過敏の問題に

視覚や聴覚の刺激が、仕事の困難に結びついていることがあります。**視覚や聴覚の刺激を減らす**ように環境整備をしましょう。環境整備はおもに2つのことに役立ちます。

■感覚過敏をやわらげる

感覚過敏のある発達障害の人は少なくありません。蛍光灯の光やエアコンの音などが強い刺激になって、苦しんでいます。苦手さは人それぞれなので、自分に合った環境にします。

■集中がとぎれないようになる

光や音だけでなく、周囲の雑談が頭に入ってきて気が散ったり、隣の人が立ち上がる気配だけで集中がとぎれたりします。刺激が多い環境は、情報が頭に入りすぎて混乱してしまうのです。

集中して仕事にとりくめるように、環境を見直しましょう。

職場に相談を

席の配置を変える、パーティションを立てるなど、職場環境の整備は本人だけではできません。職場側に相談します。

視覚の刺激をやわらげるサングラスや、聴覚の情報を減らすヘッドフォンの使用などは、目につくこともあります。ほかの人とのトラブルにならないよう、上司などから周囲の人に説明してもらいましょう。

環境整備の例

自分の特性と希望を、職場側に具体的に伝えながら整備します。いわば「そっけない」環境にするほうが、刺激が少なくなってよさそうです。

窓に近い席だと、つい外をながめてしまう
蛍光灯の光が苦手で、自然光がいい人もいる。ただし太陽の光が直接あたらない席に
サングラスの使用を申し出てもよい
パーティションで区切ると集中できる
壁など目につくところに、ポスターや掲示物を貼るのはやめる
入り口に近い席では、人の出入り、ドアの開閉が気になる
ミーティングスペースから遠い席のほうがよい
机の上にはよけいなものを置かない
静かな音楽が小さな音で流れているほうが集中できる人もいる
ヘッドフォンの使用を求めても
コピー機の音が刺激になる人もいる

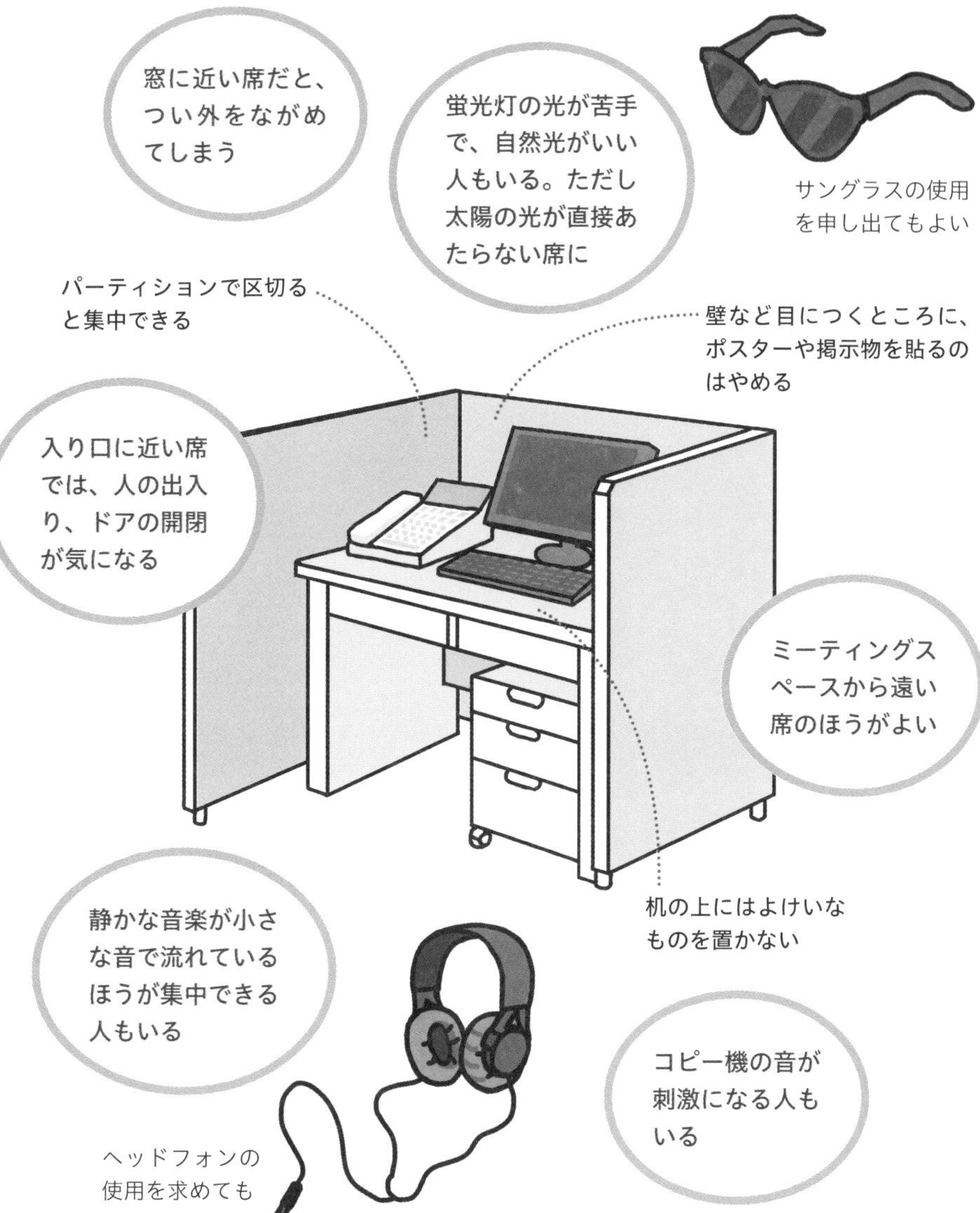

1-9

パニックになるのを防ぐには

臨機応変の対応が苦手

発達障害のない人は、新しい情報が入ってきても、直感的に処理して対応できます。しかし、発達障害の人は、予定外の仕事が入るなど、**変化への対応が苦手**です。自閉スペクトラム症の人は、同じことをやりつづけるのは苦にならないけれど、急な変更などを臨機応変に受け入れることが困難です。ADHDの人は、実行機能の障害があるため、仕事の優先順位がつけられず、行動を適宜調整することが困難です。

発達障害があると情報の取捨選択ができないので、情報があふれて混乱してしまいます。パニックになってしまうこともあります。

クールダウンする

「これ、急いでやって」などと予定外の仕事を頼まれることがあります。そのようなとき、「どうしようか」「予定にない」などと焦るでしょう。混乱して、返事がしどろもどろになるかもしれません。ですが、「できません！」と大声を出すのは、避けましょう。

そのような場合、「まずクールダウン」と、自分に言い、**自らを落ち着かせます**。次にとる対策は、あらかじめ決めておきます。

■ 対策① 定型句を言う

「少し時間をいただけますか」などと、自分なりの返事の文章を決めておき、相手に言います。少し時間をとれるので、クールダウンできます。

■対策②　決めた場所に行く

トイレなど、クールダウンの場所を決めておきます。ざわざわした部屋より、**ひとりになれる静かな場所**がよいでしょう。「ちょっと失礼します」と席をはずして、その場所に移動します。席は静かにたちましょう。なお、席をはずすことは、さらに新しい仕事が追加されるなどの、刺激を減らすことにも役立ちます。

落ち着いて考える

クールダウンできたら、（対策②の場合、もとの席に戻り）**頭をもう一度整理**します。マイ・スケジュールを見直し、どこに組み込むか考えます。スケジュールを組んでみて、仕事のできる見込みを上司に報告します。優先順位がわからなければ、相談しましょう。スケジュールを書き直したら、仕事にとりかかります。

あらかじめ伝えておく

クールダウンのための離席があまりに多いと不信感をもたれることもあります。

障害者就労（→P154）なら、変更はなるべく早く言ってもらえると助かると伝えておきましょう。一般就労の場合でも、「臨機応変が苦手なので」とお願いするのは、不自然ではありません。

ほかの原因にも対策を

光がまぶしすぎる、音がうるさいなど、感覚に関する刺激をがまんしつづけているうち、耐えられなくなってパニックになることもあります。環境整備は、**パニックの予防にも役立ちます。**

フラッシュバックもパニックの原因のひとつです。対策は115ページを参考にしてください。

1-10

多動を自分でコントロールする

大人になると多動は減るが

発達障害は生来のものなので、子どものころから、走り回る、高いところから飛び降りるなどの多動があったでしょう。

ADHDでは大人になると多動性による症状が減りますが、全部なくなるわけではありません。子どものころのような**目に見える多動は目立たなくなっていますが**、「落ち着きがない」といったかたちで残っています。

職場でパソコンの前に座っていられず、フロアを歩きまわっていたら、「遊んでいる」とみられたりします。貧乏ゆすりやペン回しなど、体の細かい多動は「落ち着きがない」と、ネガティブな印象になりがちです。ひとりごとが多かったり、たびたび体をゆらしていたりすると、違和感をもたれるでしょう。

自然なかたちで多動をにがす

多動を無理に抑えるのは、疲弊のもとになります。抑えるより、適度に体を動かすほうが、治ります。じっとしていなくてはならない状況では、**目立たないように体の一部を動かすと**、落ち着きやすくなります。

多動がどのような現れ方か、どの程度かによって、自分なりのコントロール法をみつけましょう。例えば、職場では、以下のような方法で、コントロールしましょう。

■ **出勤前に運動する**

あらかじめ体を動かしておくと、仕事中の多動が減る人もいます。ジョギングなど、体を動かしてから出勤します。

■ **運動習慣をつける**

日ごろから運動していると、体の感覚をコントロールしやすくなります。

■ **休憩をとる**

集中が切れるとそわそわすることがあります。休憩場所を決めておいて、移動します。

■ **気持ちを切り替える**

別の作業を始めるなど、気持ちを切り替えるのも有効です。

■ **睡眠不足にならないように**

睡眠不足は発達障害の特性の現れ方を強くさせます。多動も例外ではないので、睡眠はしっかりとりましょう。

■ **目立たないように動かす**

机の下で足首だけをゆっくり動かすなど、体の一部を目立たないように動かします。

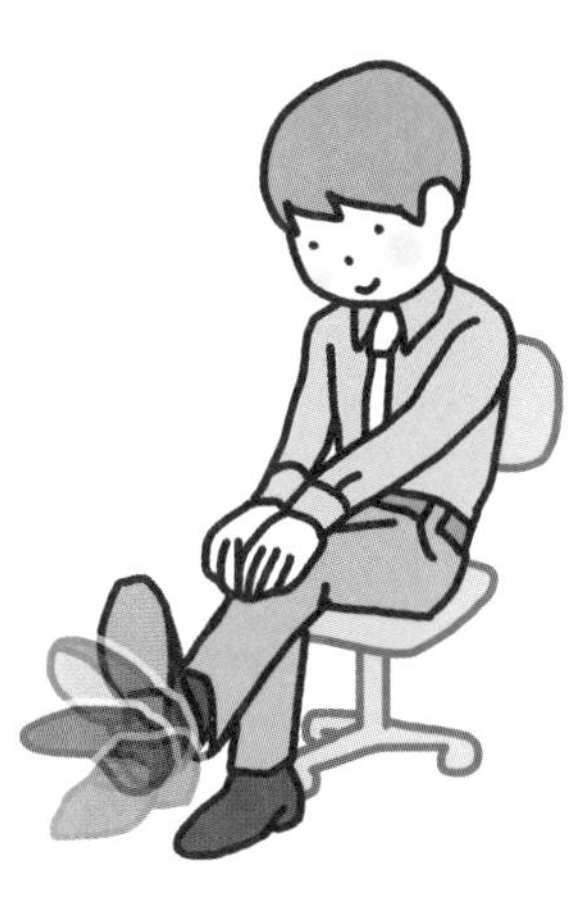

■ **市販グッズを利用する**

ＡＤＨＤの子どもにバランスボールを利用させているという例は多く報告されています。

職場ではバランスボールは無理としても、机の下でそっと握れる「マッサージボール」などの市販グッズを使ってもいいでしょう。回せる指輪「スピンリング」なども、アクセサリーなので、つけていても不自然ではありません。

1-11

デスクまわりの片づけ方

ものを減らす

大事なものをなくす、忘れる、探すなど、発達障害の人は、ものの管理に苦労しています。ものを管理するには、片づけが必須です。また、片づいていないと作業の効率が悪くなります。

片づけようとしても、どうすればいいかわからない。その場合は、**2段階で考えます。**

■段階① ものを減らす

好きなものを集めて捨てられない、大事なものが取捨選択できないなど、ものが多すぎるのです。その結果、もの探しに時間をとられ、みつからないこともあります。これは時間のムダ。

不要なものを処分しましょう。ものが少なくなれば、気が散らなくなることにも役立ちます。

職場では、下記のようなものは、捨てるか、自宅に持ち帰ります。

・職場で使わない私物

・以前の仕事では使ったけれど、現在の仕事には必要がないもの

・同じ用途のものが複数ある場合

■段階② 定位置を決める

いらないものを処分したら、いるものを片づけます。ものの管理で大切なのは、**ものを移動させないこと**です。移動させないことのうちには、定位置を決めることと、使ったら定位置に戻すこと

が含まれます。定位置に戻しておけば、次に使うときに、探さなくてすみます。**コツは、定位置をあまり細かく決めないこと。**定位置は大まかに決めておけば、戻しやすくなります。

デスクまわりから始めます。ここは、ものが乱雑に置かれていると、目につきやすいからです。

デスクまわり

基本は、よく使うものは取り出しやすい位置に、保管しておくものは奥にしまうこと。書類やデータも片づけます（→P60）。

ペン、ハサミなどは、ちょっと大きめのペンたてに
メモはすぐに使える位置に
デスクの上はなるべくものを置かない
あけておきたい。書類の一時置き場にする
大きめの事務用品
重いもの
事務用品。中を区切って入れる
引き出しの中に仕切りをつくると片づけやすい
長いものはなんでもクリアケースに入れるなど、ざっくりまとめる

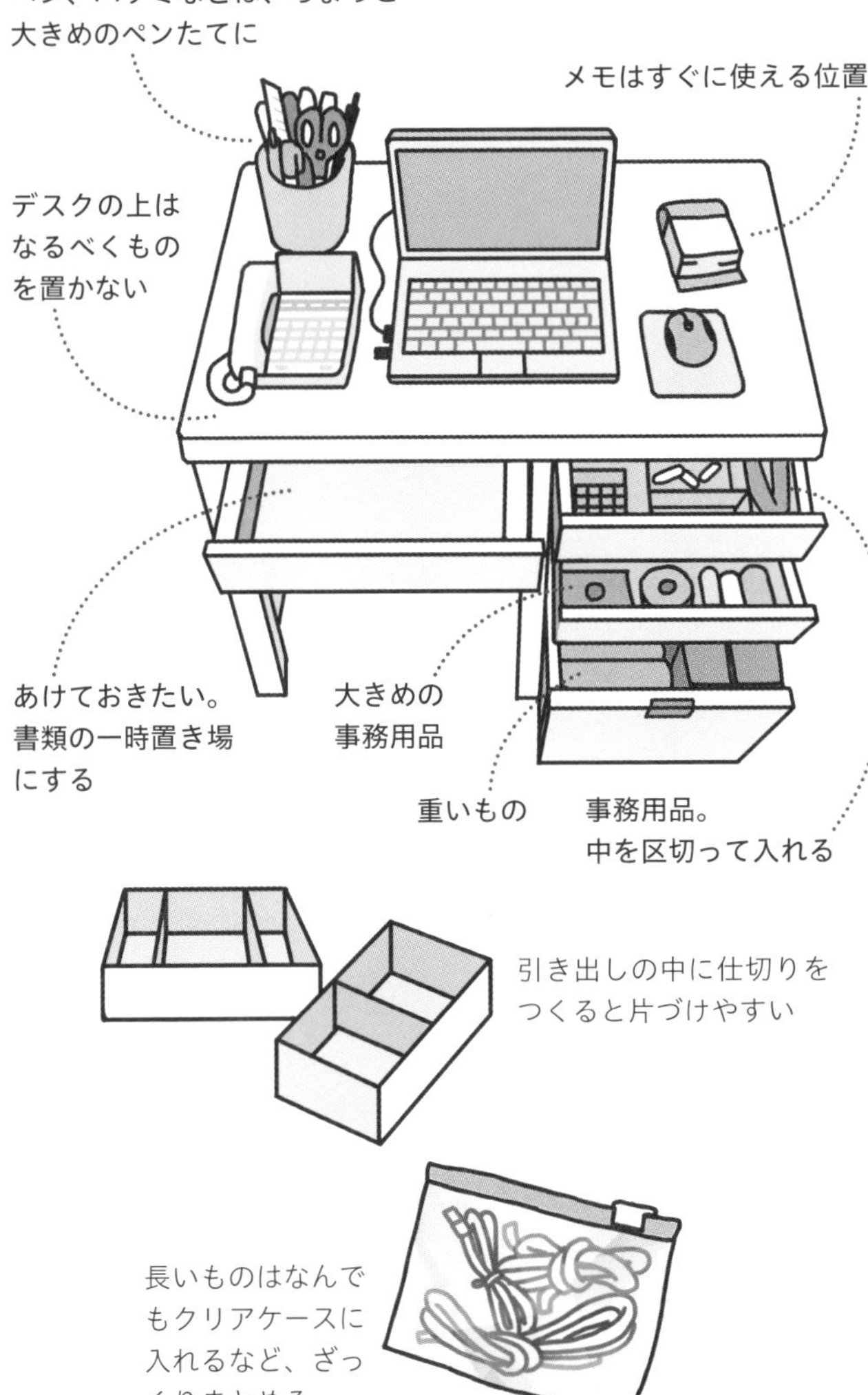

書類は3つに分ける

紙の書類の管理は悩みのたね。ほうっておくとあっという間にたまり、収拾がつかなくなるので、日ごろの片づけが大切です。

書類は、いる・いらない・保留に分けます。細かく分けず、3つにするほうが、片づけやすいです。A4サイズの紙が入る**箱を用意**して、どんどん入れましょう。いる・いらないがわからないなら、上司に確認しましょう。

❶いる

箱に入れた書類は、**クリアファイルに入れ直します**。背側に大きめの付箋をつけて、中身がわかるように書いておきます。作業別にクリアファイルを色分けするとよいでしょう。

保管しておく書類は、机の引き出しではなく、**キャビネット**などにしまいます。クリアファイルなら、立てて並べることができるので、探しやすくなります。

書類をスキャンするなど、データ化して保管してもいいでしょう。

❷いらない

情報漏洩に注意して処分します。シュレッダーにかけるなら、その前に上司に確認するほうが無難です。

❸保留

判断に迷うものを入れておきます。1ヵ月などの**一定期間**をおき、改めて、いる・いらないを判断して、箱に入れ直します。

パソコン画面も整理する

紙の書類が減って、データのやりとりが増えています。**データも片づけ**が必要です。

パソコンの画面にアイコンが多すぎると、必要なデータがみつからなかったり、ファイルを間違えたりします。画面のアイコンは3列までを目安にしましょう。以下の要領で片づけます。

❶いらないファイルを整理

重複しているもの、いらないものを消去します。

❷ルールをつくる

ファイルの名前のつけ方にルールをつくると、探しやすくなります。

例 プロジェクト名ー作業名ー日付

❸バックアップをとる

消去するのが心配なら、クラウドやハードディスクなどに保存します。

もの探しでやりがちなこと

デスクの上のものを探すとき、「どこいった」と持ち上げたものを別のところへ移動させていませんか。これはどんどん散らかる探し方。持ち上げた書類もなくなっていくことになります。

意外に気づいていないことですが、持ち上げたものは、もとの場所に戻しましょう。ものを移動させないことが大切です。

1-12

「暗黙のルール」とはなにか

暗黙のルールとは「社会の常識」

複数の人が働く職場には、皆がしたがうルールがあります。勤務時間や休暇の取り方、給与などを決めたものが「就業規則」です。

職場のルールとは、就業規則のことだけではありません。「社会の常識」といわれるような「暗黙のルール」も含まれます。これは発達障害の人にとって、理解しづらいところです。「常識で考えて」と言われて、戸惑ったこともあるでしょう。しかし「暗黙のルール」をはずすと、仕事をする以前に、困難な状況に陥ることがあります。

職場で求められる「暗黙のルール」には、以下のようなことが挙げられます。出社をしてから退社をするまでのポイントを1日の流れで押さえておきましょう。そのほか、新入社員用のマナー本に書いてあるものも。こうしたマナー本を読むのも役立ちます。

出社のときの「暗黙のルール」

始業時間より早く出社する

決められた始業時間より早く職場につくように出社します。始業時間とは、**仕事を始める時間**と心得ましょう。

コートを脱ぐ、着替える

始業時間までに、コートを脱ぎ、制服がある場合は着替えます。取引先などを訪問したときには、入室前にコートを脱ぎます。

■あいさつをする

席に着く際に、自席の周囲の人に「おはようございます」とあいさつをします。あいさつの仕方に自信がない人は、基本スキルを覚えてしまいましょう（→P68）。

欠勤するときの連絡のしかた

「申し訳ありませんが、体調が悪いので休ませていただけますか」などと**自分で電話連絡します**。できれば始業5分前くらいに、上司に連絡し、その日にやらなくてはいけない仕事があったら、引き継いでもらうように相談します。

遅刻するときの連絡のしかた

電車の事故などやむを得ない事情で遅れるときは「電車の事故で30分ほど遅れそうです」などと、始業時間前に連絡します。出社したら、「遅刻してすみませんでした」などと上司に謝ってから**仕事にとりかかります**。自分のせいではなくても、遅刻したことは事実ですから。

仕事中の「暗黙のルール」

■姿勢に注意

机にひじをつくのはマナー違反です。いすにはよりかからず、**背すじを伸ばして座ります**。居眠りは厳禁です。

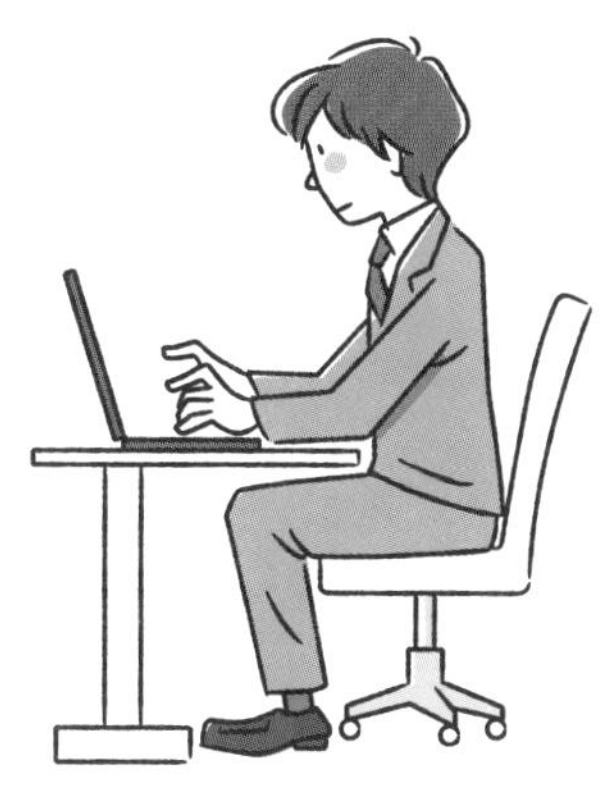

■公私混同しない

私物はロッカーに入れます。自席で自分のスマホ操作をしてはいけません。自分の用事や楽しみのために、インターネットの閲覧などをしてはいけません。

■ **席を離れるときは**

トイレ程度ならそのまま席を立ってかまいませんが、休憩に入るときなどは隣の人に言っておきます。職場によっては、要件や行き先をホワイトボードに記入します。

■ **仕事は上司の指示で**

上司にホウレンソウをしながら（↓P39）、進めます。上司には敬語を使うのがマナーです。

退社のときの「暗黙のルール」

■ **終業時間を過ぎてから退社**

他の人が残っていたら「なにかお手伝いできることがありますか」などと聞き、帰ってよいか確認します。

■ **机の上をさっと片づける**

書類はしまうか片寄せ、筆記用具はしまい、パソコンは電源を切ります。机の上にやりかけの仕事を広げたままにしないこと。

■ **あいさつをする**

席を立つとき、自席の周囲の人に「お先に失礼します」とあいさつをします。

早退するときの「暗黙のルール」

体調不良などで早退したいときは、あらかじめ上司に「熱があるので二時ごろに早退したいのですが」などと相談して了解を得てからにします。

急な早退の理由として「アイドルイベントがあるので」などの趣味や遊びはいけません。不真面目な印象です。趣味や遊びなら「私用のため」とあらかじめ休暇や半休をとっておきましょう。

2

対人関係で悩みたくない！

2-1

困難の背景にある要因を把握する

自閉スペクトラム症では

対人関係は、ほぼコミュニケーションをもとに成り立ちます。自閉スペクトラム症では、興味のかたよりやこだわりの強さもあるので、困難を極めます。特性との関係をみていきましょう。

■ **他者の発言を字義通りにしか理解できない**

皮肉や冗談が通じません。言葉として聞こえたままを理解します。

■ **視線が合いにくく、表情の変化が不自然**

会話中に視線が合いません。感情が表情に出ず、つくり笑顔だったりします。

■ **意識せずに失礼なことを言ってしまう**

悪意はないのに「太っていますね」などと、感じたまま、見たままを言葉にします。相手を怒らせても、本人は理由がわかりません。

■ **相手の思考を読み取れない**

言葉以外の情報を受け取れないうえ、相手の考えていることが想像できず、意図を取り違えたり、答えがずれたりします。

仕事上では、指示の意図が理解できないこともありますが、怒られるかもしれないと思うと質問できません。指示は理解できても、状況と結びつかないこともあります。

■ **自分なりの興味にこだわる**

相手の興味がない話題でも、自分が好きなことなら話しつづけて止まりません。「自己中心的」などと言われたりします。

■ **空気が読めない**

状況を広く客観的にみることができず、排除されて孤立しがちです。

根本にあるのは、他人をあまり意識できないことです。そもそも、自分の心身の状態をあまり意識できないこともあります。

ADHDでは

特性としてはコミュニケーションじたいの障害はないのですが、多くの人が対人関係に困難をかかえています。**本人に悪気はないし**、気をつかっているのですが、うまくいきません。特性との関係をみていきましょう。

■ **多動・衝動性によって、トラブルを起こす**

失言したり、相手に怒りをぶつけてしまったりして、相手を怒らせ、けんかになります。感じたまま、見たままを口に出すのは自閉スペクトラム症と同じですが、ADHDの場合、失言をしたことが自分でもわかります。

■ **一方的にしゃべりすぎる**

口の多動があって、しゃべりすぎてしまいます。そのため、雑談ができません。

■ **不注意からのミスが多い**

ケアレスミスが頻発すると信用をなくします。ミスを叱責されつづけると、自分でもダメな人間だと思い、萎縮することもあります。

自分の努力を認めよう

対人関係でトラブルを起こしたり、排除されたりすると、自分を責めてしまう人が少なくありません。なかなかうまくいかないかもしれませんが、人いちばい努力しています。その努力を認め、あまりにも**自分を責めるのはやめましょう。**

2-2

あいさつのスキルを身につける

仕事はあいさつしてから始める

職場で良好な対人関係を築く第一歩はあいさつです。出社したら、**まずあいさつをします。**いきなり「この書類は」などと本題を話すものではありません。「おはようございます」とあいさつしてから、話します。

あいさつの言葉は、時間によって違います。

■**朝出勤してから11時ごろまで**

おはようございます

■**11時ごろから午後5時(夏は7時)ごろまで**

こんにちは

■**午後5時(夏は7時)ごろ以降**

こんばんは

あいさつをされたら、**あいさつで返します。**「おはよう」の返事は「はい」ではなく、「おはようございます」です。なお、1日のうち、同じ相手に同じあいさつは最初の1回だけです。

基本スキルは3つ

印象のよいあいさつには3つのスキルがあります。**最初はこのうち1つを意識してみます。**慣れてきたら、さらにもう1つとり入れていきます。ただし、意識するあまり、やりすぎにならないようにしましょう。

■**スキル① 視線を合わせる**

会話をする相手の目を見ます。苦手な人は、目の少し下を見ます。相手は視線が合っているように感じられます。それも苦手な人は、**図の枠の中を見る**ようにするとよいでしょう。視線を合わせることをアイコンタクトといい、相手に敵意をもっていないという意思表示になります。

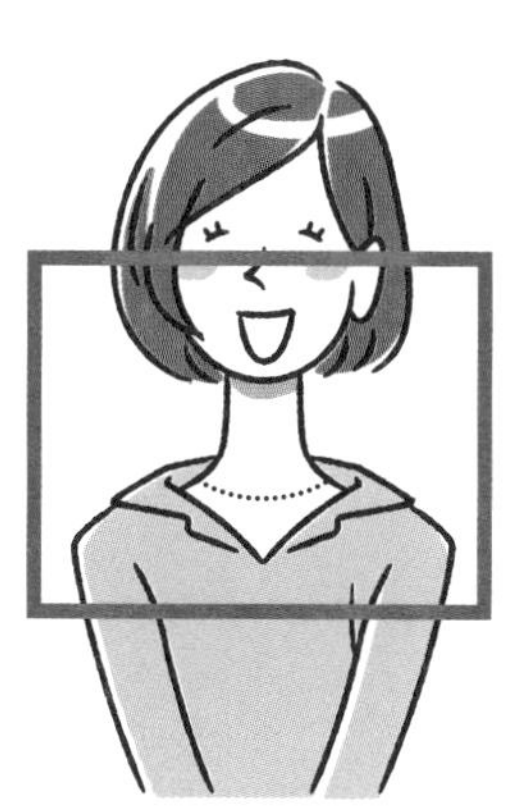

＊やりすぎに注意

会話中にじっと相手を見つめつづけるのは失礼です。ときどき**視線をはずし**ます。ただし、はずすのは、図の枠の中です。

■スキル② 明るい表情で

暗い顔でごにょごにょ言うのではあいさつになりません。あいさつをするときには、少し笑顔ぐらいがちょうどよいです。口角（口の両端）を少し上げると笑顔になります。できない人は練習しましょう（→P70）。

＊やりすぎに注意

笑顔は**無理につくらなくてよい**です。無理やり笑顔をつくると片方の口角だけ上がるなど、不自然になります。

■スキル③ はっきりと、大きい声で

大きめの声ではっきりと発音すると元気な印象になります。出勤して席に着くときなら、向かいの人と両隣の人にあいさつをします。相手のほうを向いてはっきり言いましょう。

＊やりすぎに注意

フロア全体に響くような**大声で言わない**こと。自席から遠い人にまであいさつをする必要はありません。あいさつをする範囲がわからなければ、上司や同僚に確認しましょう。

あいさつにプラス

あいさつをする際には、**頭を下げます。**深く下げるほどよいというわけではなく、相手や状況によって頭を下げる角度が違います。

また、社内で知っている人とすれ違ったときも、無反応はいけません。無視したことになるからです。無言でもよいので、軽く頭を下げます。

おじぎの角度

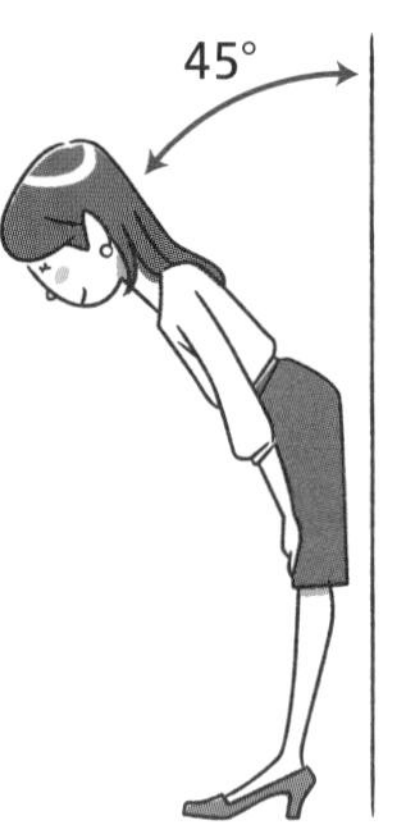

上司、お客様など

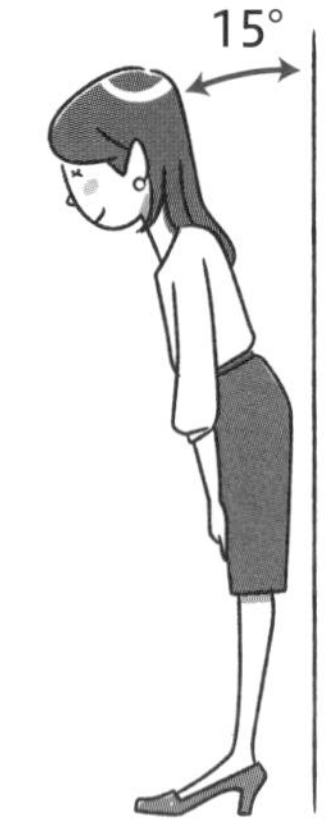

同僚、知っている人とすれ違うなど

笑顔をつくる「わりばし練習」

笑顔が不自然にならないよう、顔の筋肉を柔軟にします。

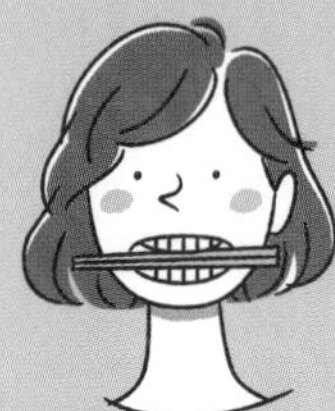

上下2本ずつの歯でわりばしをくわえる。口角がわりばしより上がっていることを確認。指を使ってできるだけ持ち上げる

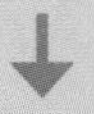

30秒間キープ

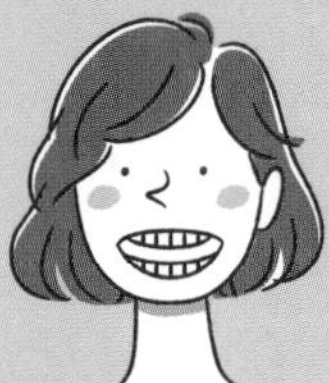

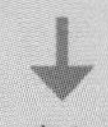

口角を保ち、わりばしをそっと抜く

もう一度わりばしをくわえ、「イ」と発音。発音を何度かくり返す

わりばしを抜き、両手でほおを押し上げ「イチ、ニイ、スリイ、シイ」と発音。30秒間くり返す

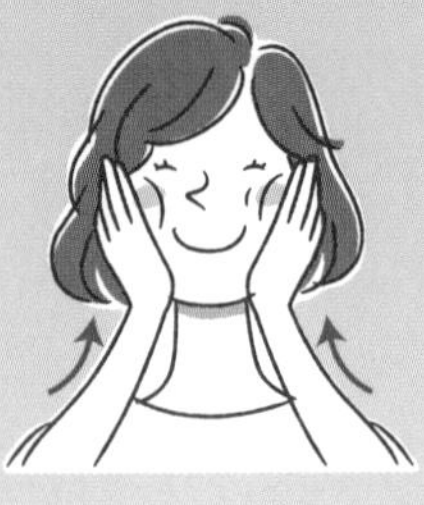

2-3

話しかけるタイミングをはかる

話す前に相手の様子をみる

自分から話しかける状況とは、話す必要があるときと、自分が話したいときの2つです。

どちらも、話しかける前に、**相手が会話のできる状況かどうかを確認**します。指示された仕事の内容がわからないので急いで聞きたいと思っても、いきなり質問を始めるのはやめましょう。

相手は中断すると困るような仕事をしているかもしれません。そのようなときに話しかけるのは、相手にとっては、仕事の手を止めさせられたことになるので、めいわくなのです。怒らせることもあります。

話す必要があるとき

仕事上の質問など、話す必要があるときには、相手に「今、ちょっとよろしいでしょうか」など**と声をかけます。**相手に聞こえるようにはっきり言いましょう。「あのー」などと小声で言うと、相手に聞こえないこともあります。

相手の返事によって、話しつづけてよいかを判断します。

返事：「いいよ」→会話を続けます。

返事がない→小声で聞こえなかったのかもしれないので、もう一度はっきり言ってみます。それでも返事がなければ、集中しているということなので、しばらくしてから、もう一度声をかけるようにしましょう。

返事：「あとにして」→「はい、わかりました。いつごろうかがったらよいですか？」などと返事をします。ただし、「何分後ですか」と聞くのは避けましょう。不満があると受け取られることもあるからです。また、緊急性が高いときは「〇〇の件ですが」と伝えてみます。

自分が話したいとき

自分が話したいのは、多くが自分の趣味や興味があることに関する話なので、相手にとっては雑談に近い内容です。こうした雑談は休憩時間に話すのが適切です。

自分が話したいことが仕事に関する内容なら、休憩時間でなくてかまいません。「今、よろしいですか」などと確認してから会話を始めます。

相手との距離に注意

雑談をするときに、相手にぴったり寄り添うように近づいて話す人がいます。家族や恋人なら近距離で話してもかまいませんが、職場では、あまり近い距離での会話は相手を不快にさせます。

会話する相手とは1メートルは離れましょう。

声をかけてはいけないとき

次のような状況のときには、「今、よろしいでしょうか」と声をかけるのも避けましょう。

計算中など集中しているとき→最初からやり直しになることもあるので、声はかけません。

ほかの人と話をしているとき→ほかの人との会話にわりこんではいけません。

忙しそうなとき→慌ただしく動き回っているなど、忙しそうなら、声をかけないようにします。

2-4

会話をスムーズに続けるコツ

相手の話を聞くことを意識しよう

会話とは言語によるコミュニケーションで、相手とのやりとりです。相手の言うことを聞き、自分のことも話して会話を続けるというのが、よいコミュニケーションです。発達障害の人は「会話がスムーズに続きにくい」と言いますが、そこには、まず聞く苦手さが挙げられます。

相手の話を受け取るには、言葉だけでなく、非言語コミュニケーション（↓P84）も受け取らなくてはなりませんが、これは自閉スペクトラム症の人には苦手なところです。

聞くとは、自分の話したい欲求を抑えながら待つことですが、ＡＤＨＤの人は多動・衝動性の特性から、待つことが苦手です。また、相手の話を聞いているうちに、情報量が多くなって混乱し、聞くことに集中できなくなるのも一因です。

まずは相手の話を聞くことを意識しましょう。話を聞くときには、**相手のほうを向きます**。興味がない話でも、態度に出さないようにします。

あいづちをうとう

相手の話を聞くときには、無言でただ聞いているだけでは会話になりません。相手の言ったことには、**なんらかの反応が必要です**。

話の合間に、あいづちをうちましょう。あいづちは「話を聞いています」と示すことです。あいづちは、同僚や友人には、「うん」などとうなずくのでもかまいませんが、上司には失礼です。うなずきながら、「はい」と言います。

会話の中で質問をする

会話を続けるには、**なにか質問をしようという意識**で聞くとよいでしょう。質問は、相手の話を否定するような方向ではなく、「それでどうなさったのですか」などと、話を発展させる方向にすると、会話が続きます。

質問をする2つのコツ

会話を続ける質問のしかたには、2つのコツがあります。これらを意識するうちに、徐々に会話が続くようになっていきます。

■ コツ① 開かれた質問をする

会話を続けようとして相手に質問するとき、「閉じた質問」ではなく、話をひきだすような「開かれた質問」をするとよいでしょう。

＊閉じた質問とは

返事が「はい」「いいえ」ですんでしまう質問です。会話が途切れてしまいます。

例：「お昼休みをとりましたか」

＊開かれた質問とは

返事がひとことですまない質問です。会話が続いていきます。

例：「忙しそうですが、なんの仕事をしているのですか」

開かれた質問は、「5W1H」をヒントに考えるとよいでしょう。

When――いつ　例：「いつまでに仕上げますか」
Where――どこ　例：「どこに行くのですか」
Who――だれ　例：「だれと行ったのですか」
What――なに　例：「なんの仕事ですか」
Why――なぜ　（詰問調になりかねないので、

慣れないうちはwhyを使わないほうが無難）

How——どのように　例：「どのように仕上げたのですか」

コツ② 適切な自己開示をする

自分のことを話すときには、相手との親密度によって自己開示の量には3段階あります。

＊量が少ない話

初対面の相手、親密でない相手にする話。例えば、電車の中でほかの人に聞かれてもいい話

例：「私は音楽を聴くのが趣味なんです」

＊量が中くらいの話

知り合いしかいない場所でする話

例：「私は小学生のころ体が弱くて」

＊量が多い話

親しい人、信頼している人にする告白。プライベートな相談。きわめて個人的な話

例：「最近、家族とのことで悩んでいて」

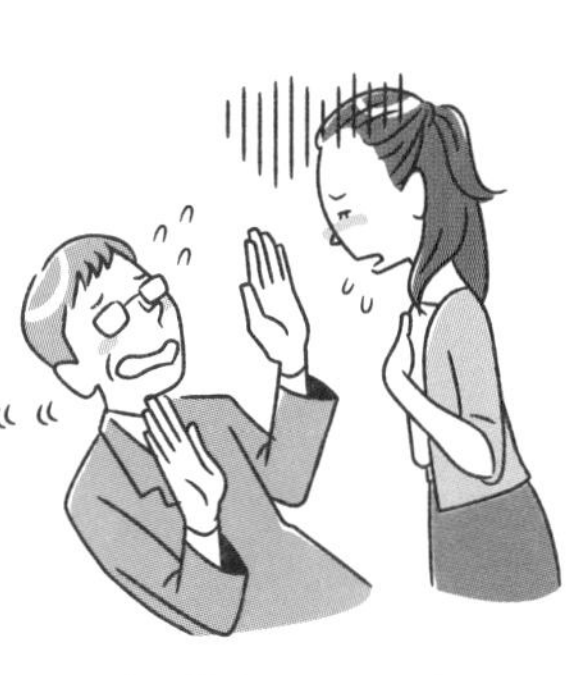

日ごろ雑談もしない上司にプライベートな相談をいきなりするのは不適切

話題に困ったら

雑談中に会話が途切れて困ったときには、次のような話題をきっかけにすると無難です。旅行や最近のニュースをとりあげてもよいでしょう。

・住んでいる所——どちらにお住まいですか
・天候——今日は寒いですね
・出身地——ご出身はどちらでしたか
・食べ物——好きな食べ物はなんですか
・趣味——どのような趣味をおもちですか

2-5

失言を防ぐために注意すること

失言は対人関係に影響する

正論を主張しすぎたこと、考えずに言ったこと、わりこんで発言するなど、会話上の失敗は、対人関係に影響します。また、衝動的な発言、場をもりあげようとした発言、よかれと思って言ったことなどが、失敗につながることもあります。

自閉スペクトラム症の人は、こだわりから、主張をまげない、がんこさがあります。

ADHDの人は、衝動性が関係していますが、ワーキングメモリの弱さも関係しています。ワーキングメモリが小さく、頭に浮かんだことを短期的に記憶する力が弱いため、消えてしまわないうちに口に出してしまいます。

失言を防ぐには

■ひと呼吸おいてから発言

なにか発言する前に、頭の中で、ゆっくり「ひとぉつ」と数えながら、大きく呼吸してみましょう。気持ちが落ち着いたら発言します。

言いたいことが、文句、怒り、言い訳ということもあります。ひと呼吸おきましょう。

■書いてからでも

話しているうちにまとまらなくなることや、言わなくてもいいことまで言ってしまうことがあります。発言する前に、**言おうとすることを箇条書**きにしてから発言するとよいでしょう。とくに、会議中の発言には、有効です。

口にチャック

ＡＤＨＤの人は、失言して後悔するぐらいなら、黙っているほうがいいでしょう。不愛想だと怒っているように見えるので、笑顔は保ちます。

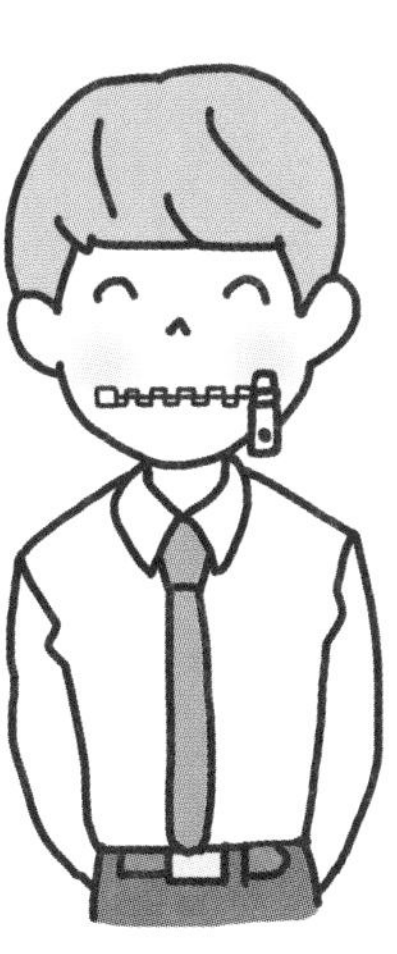

人の話にわりこまない

わりこんで発言するのは、迷惑なものです。たとえ自分のほうが、そのことについて知っていると思っても、わりこまないようにしましょう。

言ってはいけないことがある

うかつに言ってはいけない話題があります。下記のような話題は、職場では発言しないほうが無難です。ほめる方向での発言でも、避けます。

・容姿
・収入
・学歴
・下ネタ
・宗教
・政治

言いすぎていないか

自分が正しいと思うことを言いすぎないように注意しましょう。自閉スペクトラム症の人は周囲の人がどう思うかより、論理的に正しいか正しくないかを重視しがちです。

たとえ正論であっても、相手の反応をみて、発言を控えましょう。わからなければ、相手に「言いすぎでしょうか」などと率直に聞いてみます。

2-6

相手から見ると
会話がかみあわない

発達障害の人はコミュニケーションに困難を感じていますが、会話の相手はどのように感じているのでしょう。職場の人たちの感想を集めてみました。ポジティブな感想もありますが、ここではあえて、ネガティブな感想を挙げます。対策のヒントも示します。

勝手にしゃべっている

よくわからない話を、一方的にしゃべっていることがよくあります。場がしらけていても、気づかないようです。

対策のヒント

会話の量がかみあっていません。自分の興味のあることばかり話さないようにしましょう。相手にとっては、興味がないことかもしれません。できれば、相手の表情やしぐさを見て、発言を控え、相手の話を聞きましょう（→P73）。

話を聞いていない

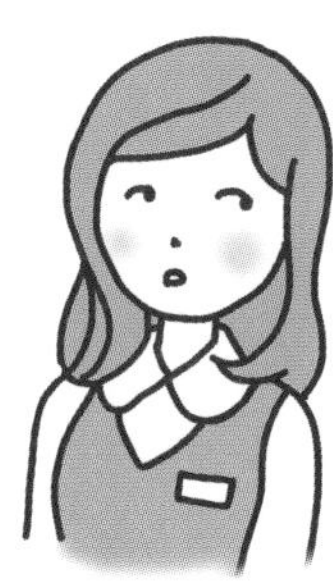

こちらが話しているとき、うわの空だったり、不機嫌そうな表情だったりして、話を聞いていないようです。

対策のヒント

興味がない話でも意識をそらさないように。集中がとぎれているなら、質問するようにしてみましょう。笑顔はコミュニケーションの潤滑油です（→P70）。

えらそう

こちらが言ったことについて、「なかなかいいと思いますよ」などと返事をします。しかも、腕組みをしながらの発言で、えらそう。どちらの立場が上か、わかっていないのでしょうか。

対策のヒント

相手をほめようとしているのかもしれませんが、評価してはいけません。態度にも注意しましょう（→P91）。

へりくつをこねる

仕事の指示をしても、そのとおりにやろうとせず、自分のやり方にこだわって、へりくつをこねているように見えます。

対策のヒント

仕事は上司の指示にしたがうのが基本です。わからないことを質問するのはいいですが、質問と自説の主張は別のこと。自説を主張しすぎないようにしましょう（→P77）。

いいかげんな返事をする

「できそうかな」と聞いているのに、よく考えず「はい、はい」などと安請け合い。結局「できない」ということが、よくあります。

対策のヒント

即断即答しないことが大切です。サービス精神や思いつきで返事をしたために、自分で仕事をかかえすぎることもあります（→P107）。

被害者意識が強い

周りに対して、防衛的に敵意を向けたり、攻撃的になったりします。これは被害者意識が強いからでしょうか。

対策のヒント

発達障害の人は、小さいころからいじめられているケースが多いですし、失敗して叱責されつづけてもいます。そのため、自信がもてず、被害者意識が強くなりやすいのです。叱責されたときなどには、みんなが自分のことを怒っている、嫌っていると思ってしまいます。
けれど、それは思い過ごしです。ものごとの受け取り方を変えましょう。認知を変える練習（→P117）をして、被害者意識をなくしましょう。

イラッとする

話している途中で、話をさえぎって結論を言われると、イラッとします。

対策のヒント

会話のスピードがかみあっていません。結論を先に言わないようにしましょう。聞いているうちにわかったような気になって、先回りして結論を言うのは、相手をいやな気持ちにさせます。予想した結論が間違っていることもあります。相手が話し終わるのを待ちましょう。

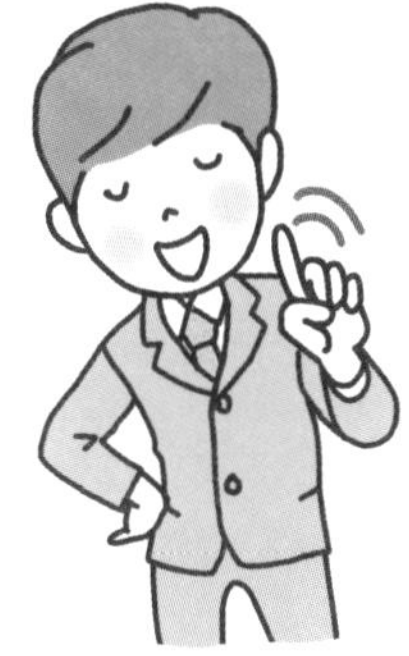

2-7

言いづらいことの上手な伝え方

I（アイ）メッセージで伝える

仕事を頼むとき、頼み方を間違えると、断られるだけでなく、相手を怒らせてしまうこともあります。逆に、頼まれたときや誘われたときに、断らなくてはならないこともあります。失礼にならないよう上手に断りたいものです。

言いづらいことは、Iメッセージで伝えるとよいでしょう。Iメッセージとは、**自分（I）はどう思うか、感じるかを伝えるスキル**なので、相手を責める口調にはなりません。

相手のほうを向き、軽く頭を下げながら、Iメッセージで話せば、「ありがとう」「申し訳ない」といった、相手を立てている気持ちが伝わります。

Iメッセージでの頼み方

一方的に頼むのではなく、相手の都合に合わせて、Iメッセージで話します。

❶相手の状況を見る

今、話しかけてよいかどうか、相手の状況を判断します（→P71）。

❷相手の状況を聞く

「今、ちょっとよろしいですか」などと声をかけます。

❸頼みたいことを話す

命令にならないよう、やわらかな依頼を。

例　「（私は）〇〇さんに仕事を手伝ってもらえると助かるのですが」

「この書類をチェックしていただけると、（私は）安心です」

「○○を貸してもらえると、（私は）うれしいです」

■引き受けてもらったら

「ありがとう」のお礼の言葉や、「助かります」などと感謝の気持ちを伝えましょう。

■断られたら

しつこく頼まず、「無理を言ってごめんなさい」「また今度ご相談させてください」などとひと言伝えて、引き下がりましょう。

Iメッセージでの断り方

だれでも、断られるのは不愉快なもの。ですから、ストレートに「できません」と断るのは失礼です。断る言葉の前に「残念ですが」などの言葉をはさむとやわらぎます。これを「クッション言葉」といいます。

❶お礼を言う

「自分に声をかけてくれてありがとう」の気持ちを、まず伝えます。

❷クッション言葉をはさむ

いきなり断るのは失礼です。断る言葉を言う前に、クッション言葉をひと言はさみます。

＊クッション言葉の例

・せっかくですが
・残念ですが
・申し訳ございませんが
・お誘いいただきましたのに
・あいにく

❸断る言葉と理由を言う

なぜできないのか、理由も伝えます。正当な理由でも、**申し訳なさそうに言う**ようにしましょう。

❹おわびの言葉を言う

「ごめんなさい」「申し訳ございません」などのおわびの言葉を伝えます。せっかく声をかけてくれた相手の気持ちを立てることができます。

❺代替案を出す

できることやできる時間などの代替案があるなら、提案してみるとよいでしょう。

例「会食に誘ってくれてありがとう。せっかくだけど、その日は用事があって参加できないのです。ごめんなさい。次回の会食には、ぜひ行きたいと思います」

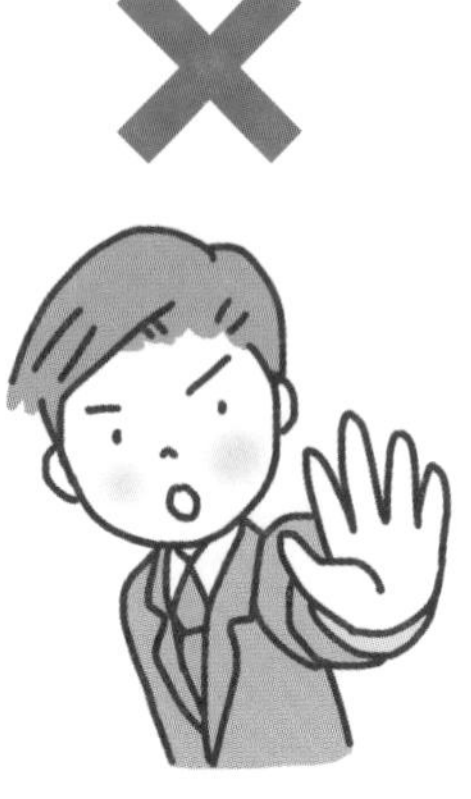

「できません！」だけでは角が立つ

会話を上手に切り上げる

話題がわからない、など自分の都合や気持ちで会話を切り上げたいときがあります。**相手を不快にさせないように**、上手に切り上げましょう。

❶受け止める

相手の気持ちや話題をいったんは受け止めます。

❷切り上げたい理由を言う

相手を責める口調にならないよう、ここもIメッセージで話すとよいでしょう。

❸お礼や気持ちを伝える

会話をしてくれたことに対して、感謝の言葉を言います。

例（同僚が別の人の悪口を言っているとき）
「そうか、たいへんな人なんだね。でも、ごめんね。ぼくはその人をよく知らないんだ。でも、注意するよ、教えてくれてありがとう」

2-8

相手への気づかいの表し方

相手を認識していると伝える

対人関係で、相手への気づかいがないと「気がつかない人」などと評価されてしまいます。自分では気をつかっていたとしても、相手に伝わらなければ同じこと。気づかいは**態度や言葉に表しましょう。**２段階で実行してみます。

❶事実を伝える

最初の段階は、相手がなにをしたか、事実を記憶することです。そして「昨日は残業したのですね」などと、その事実を相手に伝えます。伝えることは「できごと」にしかすぎませんが、相手にしてみれば、自分のことを気にかけてくれていると感じるのです。

❷うれしかったことを相手にもする

次の段階は、過去に自分が言われたことや、してもらってうれしかったことを思い出してみます。それと**同じことを相手に言ったり、やってみたり**すればいいのです。

例①：重そうな荷物を持っている人に
「お荷物、重そうですね」と言ってみる→持ちましょうか、という気づかいになります。

例②：残業をしていた人に
「昨日、残業をしていましたね」と言う→忙しくて大変ですね、という気づかいになります。

例③：エレベーターに乗り合わせた人に
「開」のボタンを押して「どうぞ」と示し、降りてもらう→相手優先の気づかいになります。

2-9

キーワード

非言語コミュニケーション

非言語コミュニケーションとは
表情や声、態度など、言葉以外で伝わるもののこと。

多くのことが伝わる

コミュニケーションというと、言葉をやりとりすることと考えるかもしれません。しかし、コミュニケーションには、言葉によるコミュニケーション（言語的コミュニケーション）だけでなく、言葉以外で伝え合う非言語コミュニケーションがあります。

非言語コミュニケーションによって伝わる情報は、言語的コミュニケーションより多いのです。非言語コミュニケーションを補うものとして、言語的コミュニケーションがあると考えます。

発達障害の人では、言葉以外の情報をとらえるのが苦手なことが少なくありません。まず、非言語コミュニケーションという手段があることを意識しましょう。以下のようなものが非言語コミュニケーションにあたります。

■顔の表情

無表情になりがちなので注意しましょう。わりばし練習（↓P70）をするうちに慣れて自然な笑顔になってきます。

■声（高さ、大きさ、テンポ）

低い声、大声、早口にならないよう、明るい声でゆっくりめに話すとよいでしょう。

■**動作・しぐさ**

手振り・身振りがあると通じやすいのですが、オーバーアクションにする必要はありません（↓P91）。

■**目の動き**

会話中に相手の目（のあたり）を見るようにしましょう（↓P69）。

■**姿勢**

くずれた姿勢では、やる気のない印象になってしまいます（↓P63）。

■**相手との距離**

職場の人と話すときには、距離が近すぎないように注意します（↓P72）。

■**服装**

TPOに合った服装は、好意的なメッセージになりますが、合わないと否定的なメッセージになりかねません（↓P88）。

声の大きさに注意

発達障害の人のなかには、とても大きな声で話す人がいます。小さすぎる人もいます。職場では不適切な場合もあるので、要注意です。話をすると相手がひいているなら、大きすぎるのかもしれません。気になるなら、上司か同僚に、「声、大き（小さ）すぎますか？」と確認しましょう。

伝わること

非言語コミュニケーションでは、自分の気持ちや相手に対してもった感情の本音も伝わります。

■**相手への感情**

好ましい、嫌い、信頼している、尊敬している

■**自分の気持ち**

悲しい、つらい、楽しい、面倒、うれしい

2-10

相手の気持ちがわかる手がかりは

表情から伝わるものは多い

対人関係を築くには、相手の気持ちを推し量って配慮することが必要です。人の気持ちを考えるのが苦手な人は、**相手の表情に注目**してみましょう。気分が良好なときは笑顔になっています。非言語コミュニケーションのうち、表情から伝わるものは多いのです。

表情に加えて、動作・しぐさ、目の動き、姿勢などの態度も、大きな手掛かりになります。相手の気持ちをつかむヒントになります。

■眉間にしわ

眉間に縦じわが入っているときは、かなり怒っています。

■首をかしげる

疑問に思っているというよりも、不快になっていて、怒りを抑えていることが多いです。

■下を見る

視線が下がっていて、暗い顔をしているときには、悲しい気持ちでしょう。

■無口になる

悲しいときには会話を続けたくなくなります。怒っていることもあります。

⬇怒ったり悲しんだりしているらしいとわかったとしても、理由が思い当たらないことがあります。

「なにか失礼な言動をしたでしょうか」などと聞いてみてもいいでしょう。聞く際には笑顔ではなく、心配そうな表情にします。

■体を動かす

会話中に手や足をあちこち動かしているときは、たいくつなのかもしれません。貧乏ゆすりをしているときは、イライラしはじめている可能性もあります。

■そっぽを向く

話に飽きてきて、ちゃんと聞いていない態度です。

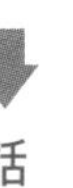
話題に関心がないか、飽きているので、ほかの話題に変えてみましょう。

■時計を見る

腕時計を見たり、壁の時計に目をやったりしているときは、次の予定があるなど、時間を気にしている証拠です。

■書類や荷物を片づける

書類や荷物を少しずつまとめはじめているときは、話を終えたいサインです。

⬇**会話を終えるのがよいの**ですが、自分は話を続けたいなら「もう少しお話ししている時間はありますか」などと、相手の都合を聞いてみましょう。

自分も表情や態度に注意

相手もこちらの表情や態度から気持ちを推し量っています。上記のような表情や態度をとっていると、怒りや悲しみ、たいくつで無関心などと、受け取られることがあります。

また、不快に感じていなくても、笑顔がなければ、相手には、無関心、怒り、悲しみなどととらえられてしまい、会話は続かなくなります。**笑顔で会話をすることが**、良好なコミュニケーションには大切です。

2-11 職場にふさわしい服装とは

清潔でTPOに合った服装を

職場での身だしなみは印象に影響します。自分のこだわりや好き嫌いではなく、TPOに合った服装をしましょう。

Tはtime（時）、Pはplace（場所）、Oはoccation（場合、状況）です。TPOに合わせれば、悪目立ちすることなく、周囲の人に不快感や違和感を与えずにすみます。

仕事上の会食など、**ふだんと違う状況になると**きは、上司に確認しましょう。「どのような服装で行けばいいですか」と相談するのは、恥ずかしいことではありません。

仕事の服装を決めてしまうのも

制服がある職場なら迷わなくてすみますが、ない場合、基本的にはスーツです。ラフな服装でよい職場もあります。職場での服装を制服のように決めてしまうのもよい方法です。1着だと洗濯ができないので、2着以上にするほうが無難です。

職場に合わないのは、流行の最先端をいく服、キャラクターつきの服、フリルやレースがいっぱいの服、ラフすぎる格好です。

汚れている服、しわになっている服、ボタンがとれたままの服もダメ。見た目に汚れていないからと洗濯をしないで着続けていると、体臭や汗のにおいがついて、不潔な印象になります。

職場での服装

制服があるなら、清潔にしておくことが大事です。制服がないなら、紺、黒、グレーのスーツが一般的な職場の基本です。就職活動の面接時から着用しましょう。

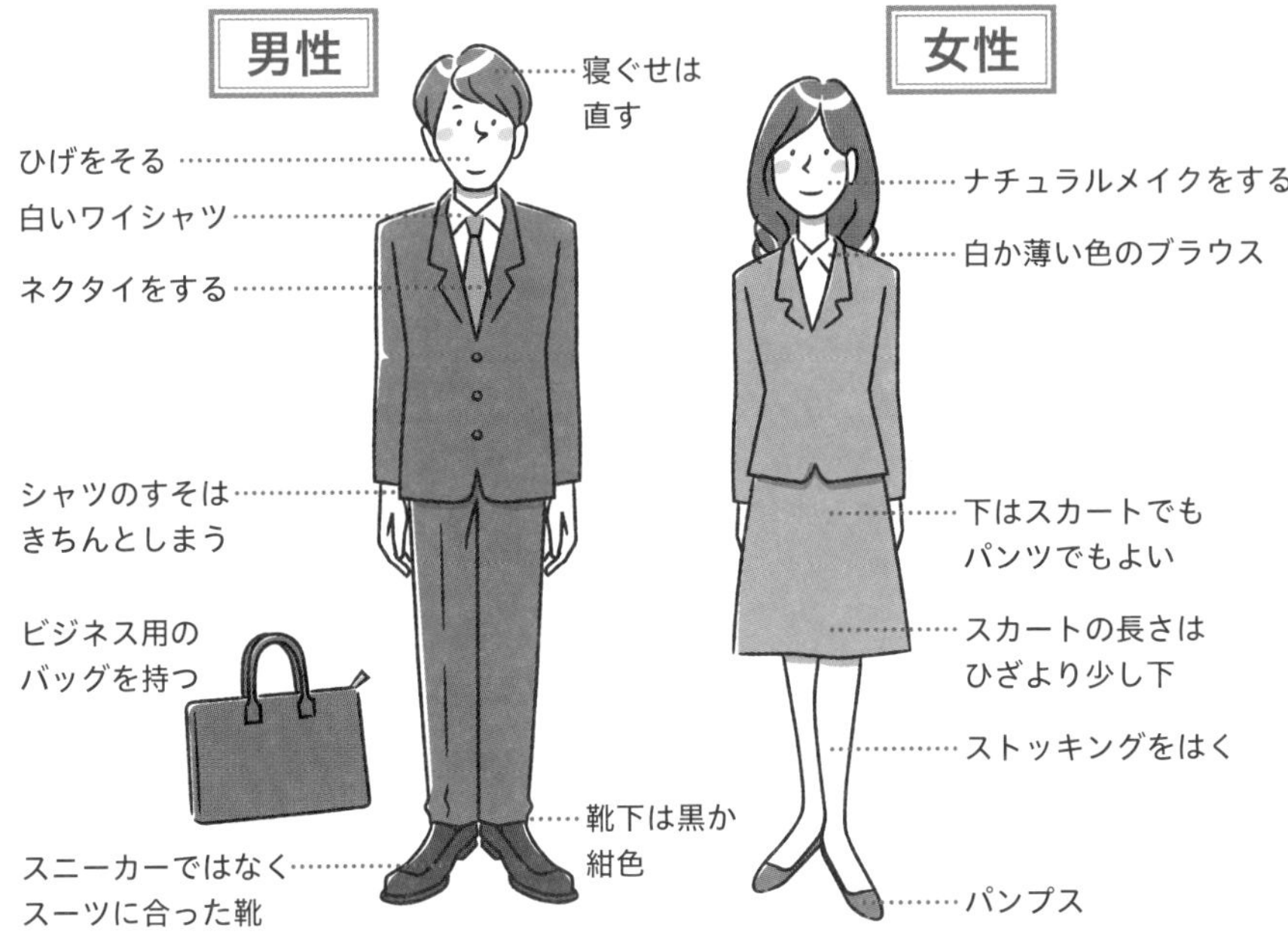

気温によって服装を決めておく

服装に迷う人は、天気予報の気温を目安にしましょう。休みの日に天気予報を見て、１週間ぶんをコーディネイトして、ハンガーにかけておく人もいます。

25℃以上	半袖。ハンカチも忘れずに
21 ～ 24℃	長袖
16 ～ 20℃	長袖＋カーディガン（または上着）
12 ～ 15℃	スプリングコート／トレンチコート
11℃以下	厚手のコート

2-12

印象アップのために注意すること

話し方や態度が影響

本人にそのような気はまったくないのに、「生意気だ」「上から目線でものを言っている」などといった評価をされることがあります。「やる気がない」「意欲がない」と評価されることも少なくありません。相手がそのような評価をするのは、話し方や態度といった非言語コミュニケーションから受ける**印象がもと**になっています。

印象が悪くなるのは、下記のような話し方や態度です。また、話題が影響していることもあるので、避けたい話題（→P77）を覚えておきましょう。

■ いきなり立つ

会話中にいきなり立ってどこかに行くのは失礼です。

■ 一方的に話す

相手の話など聞く耳をもたないという印象です。

■ あくびをする

つまらない話をするな、というメッセージになります。

■ 急に話題を変える

相手の話がおもしろくないと言っているのと同じです。

■ 貧乏ゆすりなどのクセ

落ち着かない印象です。

■ 自己主張ばかり

相手の話を聞かずに自分のことや考えばかりを話すのは、えらそうだと思われます。

■**話を聞くときの態度が悪い**

うしろで手を組むのはえらそうです。腕組みをして会話をするのもえらそうで、印象がよくありません。

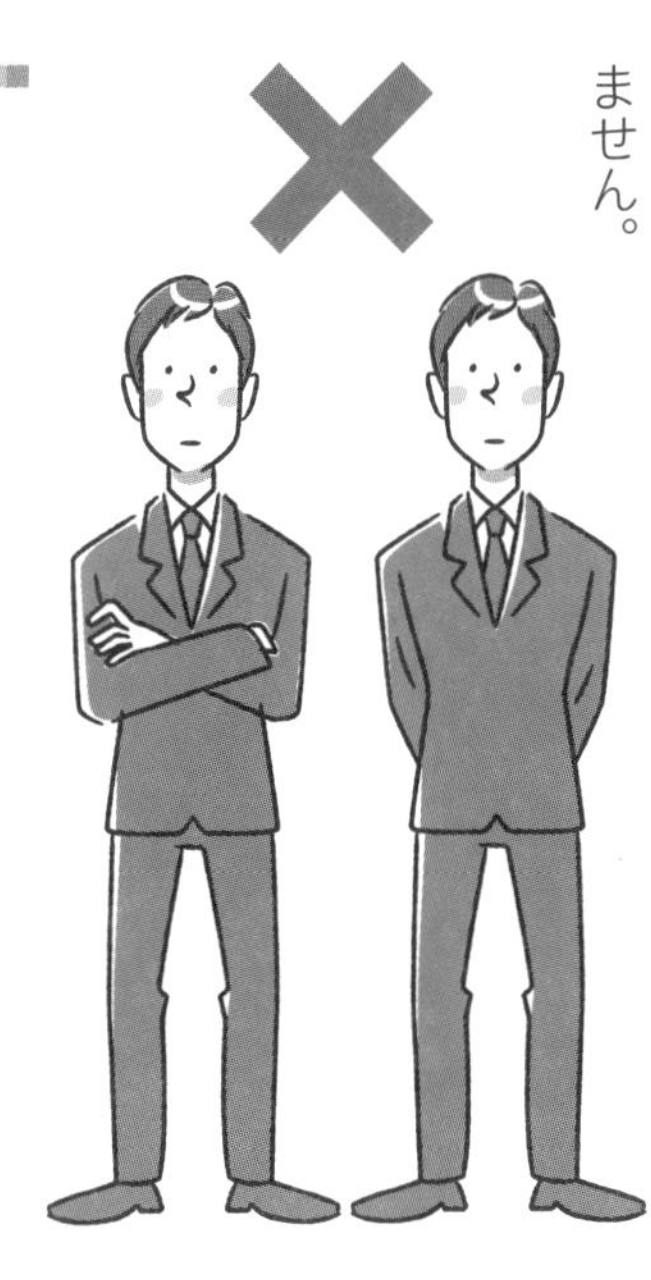

話し方と態度で印象アップ

けっして相手を見下しているわけではなく、感謝していることが伝わるようにしましょう。次のような話し方や態度は、よい印象を与え、よい評価につながります。

■**相手の名前を呼ぶ**

会話の中に相手の名前を織り交ぜて話すとよいでしょう。

■**敬語を使う**

敬語の使い方は難しいのですが、会得したいことです。適切に使えば相手を立てることになり、よい印象になります。

■**しぐさをプラス**

かるいしぐさを加えながら話すと元気で明るい印象になります。ただし、オーバーアクションにならないように注意しましょう。

■**「ありがとう」のひと言を**

会話の中で「ありがとう」の言葉を増やすと、感謝の気持ちが伝わります。「すみません」と言いがちなところを「ありがとう」に変えましょう。少し頭を下げて言うとよいでしょう。

■**さりげなく相手をほめる**

外見より能力や技術をほめましょう。ほめ方のスキルは次の3つを参考に。

ほめ方スキル①　お願いする
例：「〇〇さんならどうするか、教えてもらえますか」
ほめ方スキル②　頼りにしていると伝えながら
例：「やっぱり〇〇さんにしか頼めません」
ほめ方スキル③　感謝の言葉と一緒に
例：「仕上がったのは〇〇さんのお力添えがあったからです。ありがとうございます」

ほめるといっても、ストレートに相手をもち上げればいいというものではありません。特に注意したいのは、ほめてもいいけれど相手を評価しないことです。

＊禁句——相手を評価する言葉です。
「よくがんばりましたね」
「なかなかよくできていますよ」
「えらかったですね」

こんなことしていない？

打ち合わせ中、目の前でいきなりパソコン操作をするなど、ほかの作業を始めたりしていませんか。これは、自分勝手、わがままな印象を与え、相手を不快にさせます。

本人としては、対人関係より目の前のことや思いついたことをやっているのでしょう。あるいは、周囲を気にできないほど、自分の仕事のことだけで頭がいっぱいになっているのかもしれません。

接客中は、つねに相手がいることを意識しておこう

3

自己管理できるようになりたい！

3-1

体と心の状態をチェックする

1日じゅう緊張している

発達障害の人は疲れやすいのです。生きることに気を張っているためと考えられます。

人間は情報が入ってきたときに、直感的に取捨選択して処理し、行動に移します。ところが発達障害の人は、意識しないと情報の処理も行動もできないため、脳は常にフル回転です。とくに仕事の場においては、コミュニケーションの点でも、スケジュール管理についても、周囲に適応しよう、特性を抑えようと緊張しつづけているので、1日が終わるころには、ヘトヘトになっています。

また、過集中する人もいます。ほかの人の声が耳に入らないくらい集中して、いきなり電池切れしたようにエネルギーが切れてしまいます。

疲れやすいと自覚しよう

発達障害の人は、自分の体調をつかみにくい傾向があります。緊張しつづけていることを自覚していないし、疲労を感じられないので、休憩をとらずに働きつづけ、いきなり体調をくずすことがあります。疲れがたまって動けなくなったり、感覚過敏が強くなったりします。パニックになる人もいます。

自分は疲れやすく、そのことに気づきにくいと自覚しておきましょう。まず、1日8時間、週5日働けるかどうか、自分の体力を知っておくことも大切です。

自己チェックのポイント

体や心に次のような症状が現れたら、**疲労のサイン**と考えて休憩をとります。

■体の症状

・眠れない
・ため息が多くなる
・食欲不振
・頭痛、肩こり

■心の症状

・イライラする
・怒りっぽくなる
・気分が落ち込む
・そわそわする

体調がつかめないという人は、**体調をつかむ練習**をしましょう。部屋を暗くして、呼吸に意識を集中させます。落ち着いてきたら、頭の上から足の先まで、順番に意識を向けていきます。

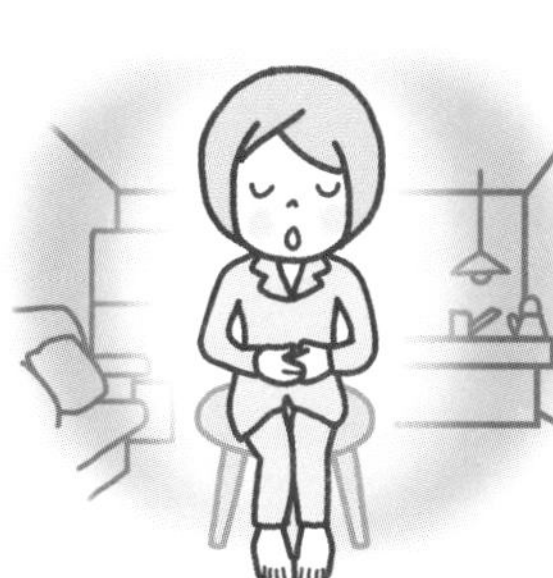

スケジュールに休憩を入れておく

疲れを自覚するのが難しいので、**「疲れたら休む」のではなく**、休憩をとる時間をマイ・スケジュールに組み込んでおくといいでしょう。

何時間ごとに休憩をとるのがいいかは個人差があるので、自分は何時間ぐらいで疲れるかをみておきます。コミュニケーションにおいて疲れる人は、ひとりになる時間をとりましょう。

3-2

仕事中に居眠りをしないように

過眠は睡眠障害の一種

仕事をする気はあるのに、休憩時間ではないときに、気づくと机につっぷして眠っていることがあります。居眠りはいけないとわかっていても、自分ではコントロールできません。仕事が手につかずボーッとしていることもあります。

仕事中に居眠りをしているのは、印象を悪くします。周囲からは「やる気がない」「態度が悪い」とみられてしまいます。

昼間に眠気におそわれるのは、睡眠のリズムが乱れている「睡眠障害」の一種の「過眠」であると考えられます。夜は眠っているのですが、昼間も眠くなるのです。本人は「落ちるように眠ってしまう」と言います。

発達障害に睡眠障害を併存している人は多く、ＡＤＨＤの場合、併存率は5割以上との報告があります。特に昼間の眠気に悩んでいます。

睡眠と覚醒のリズムを整える

昼間に眠くなるのは、夜更しなどの生活習慣の影響もありますが、睡眠と覚醒のリズムが一定にとれないことが大きな原因です。

昼間に活動して夜になると眠くなる睡眠と覚醒のリズムは、体内時計が調整しています。発達障害の人は体内時計がずれていて、睡眠―覚醒のリズムがとれていません。そのため、昼間に眠くなったり、ボーッとしたりしてしまいます。

睡眠と覚醒のリズムを整えるには、昼間は活動的に、夜はゆったりとすごすことが大切です。例えば、下記のような対策があります。

■睡眠のリズム

＊夜の過ごし方を変える

寝る前には、あまりおもしろいことや楽しいことはしないように。スマホの使用やゲームは避けるほうがよいでしょう。

＊ホワイトノイズを流す

騒音を消すためにかぶせる音や、単調で耳障りにならない音を流して、入眠を促します。

＊薬をのむ

生活に支障が出るようなら、薬物療法も選択肢のひとつです。

■覚醒のリズム

＊睡眠アプリを使用

眠りが浅くなったときの体動に反応して起こしてくれるアプリがあります。目覚めがすっきりして、覚醒のリズムが整います。

＊頭をすっきりさせる

ミントのあめなどを口に入れ、昼間は頭をすっきりさせます。

＊カフェインはとりすぎに注意

発達障害の人では、カフェインを好む人が多いです。とくにADHDの人に多いようです。コーヒー、カフェイン入りのエナジードリンクを常用していたりします。

カフェインは頭をすっきりさせるので、眠気をとるためにも有効だといえますが、依存性があるので、とりすぎに注意しましょう。

過眠は生活習慣が主な原因ではないからといって**放置していると、昼夜が逆転**してしまいます。寝る時間と起きる時間を決めて守るなど、できるかぎり1日の生活リズムを整えるようにしましょう（→P99）。

休憩をとろう

昼間の眠気は、疲れやすいことも大きく影響しています。本人が気づかないまま疲れがたまってくると、脳は仕事中でも休もうとするので、つい居眠りをしてしまうのです。過集中のあとの電池切れの場合もあります。

自分の体力に合わせてスケジュールに組み込んでおいた休憩をとりましょう。休憩中には、少し眠ってもいいでしょう。ただし、休憩時間を決め、アラームを鳴らすようにしましょう。

ほかの病気があることも

昼間の眠気がなかなかとれない場合、ほかの病気ではないか、受診しておくと安心です。

例えば以下のような病気は、昼間でも強い眠気が起こります。いずれも発達障害に併存することが多く、薬物療法などの治療が必要です。

睡眠時無呼吸症候群

睡眠中にのどの筋肉がゆるんで気道をふさぎ、呼吸ができないので眠りが浅くなります。その睡眠不足から、昼間に眠くなります。本人は気づいていないこともあります。

概日リズム睡眠覚醒障害

体内時計がずれるために睡眠の時間帯が乱れます。時間帯が早くなる、遅くなる、などの型がありますが、総睡眠時間は年齢相応です。

その他

昼間突然の睡眠発作が起こるナルコレプシー、眠りにつけない不眠症、睡眠時に脚のむずむず感があって眠れないレストレスレッグス症候群などがあります。

3-3

生活リズムを整えるポイント

食事と睡眠がポイント

心身の健康を保つには、生活リズムを整えることが重要です。ポイントは食事と睡眠の習慣です。なにかに熱中していたり、別のこだわりがあったり、気分で動いたりして、食事をとる時間や寝る時間がバラバラになりがちです。また、やることがなくてリズムがつけられない場合もあります。

生活リズムを整えるには、**食事と睡眠を時間で区切っていくといいでしょう**。次になにをするか、ではなく、食事と睡眠をとる時間を軸にして、何時から何時まではなにをするか、を考えます。

生活リズムが整ってくれば、体内時計のずれが徐々になくなっていきます。

体内時計のずれは

発達障害があると、生来、体内時計がうまく働いていないという説があります。体内時計の働きを改善するには、**食事と起床の時間を決めて守る**ことが大切です。

■食事の時間

食事をとる時間は一定にします。そのためには、帰宅してからのスケジュールを決めておくといいでしょう（↓P101）。

■睡眠の時間

起床時間を守りましょう。**朝の光をあびれば、**体内時計のずれがリセットされます。窓越しの光でもかまいません。

寝る時間の前にはリラックスするようにしましょう。過集中しないよう、アラームを鳴らすなどして寝る時間を守ります。

■ スマホの使いすぎに注意

スマホはアラームに利用できるなど便利な道具ですが、危険な道具でもあります。SNSやゲームにはまり、スマホ依存になりやすいのです。スマホの操作をする時間が長いうえに、やってはいけない時間にやってしまってとめられません。

とめられないのは、SNSもゲームも、興味と関心が次々にうつるようにつくられているからです。寝る前に見るのは厳禁です。

時間の感覚が弱いなら

あっという間に時間がすぎていたり、なにもすることがなく無駄な時間をすごしたりするのは、時間の感覚が弱いためです。時間をしっかり管理する必要があるでしょう。

■ 遅刻を防ぐ

朝起きてからは短時間のうちに家を出なくてはならず、時間の感覚が弱いと遅刻することになります。遅刻は勤務態度の評価に影響します。

遅刻を防ぐ対策をたてましょう。次のような方法があります。

＊睡眠不足にならない

起きる時間だけでなく、寝る時間も守ります。

＊テレビを見ない

朝テレビを見ているうちに、時間を忘れることがあります。テレビをつけないようにします。

＊朝食と服装を決めておく

朝食の準備に気がそれるので、毎日決めた朝食をとります。着る服も同様に、決めておきましょう。できれば休日最後の夜、遅くとも前の晩に用意しておきます。

＊やる順番を決めておく

起きたあと意識にのぼったことから始めてしまうと、順番がバラバラで時間がかかります。毎日同じ順番でするように決めておきます。リストを書いて目につくところに貼っておきましょう。

朝やることリスト（例）

- 顔を洗う
- 着替える
- 朝食を出す（前日の夜に準備する）
- 朝食をとる
- 食器を片づける
- 歯をみがく
- 髪をとかす
- 化粧をする

■スケジュールをつくる

帰宅してからは、毎回「なにをやるんだっけ」と考え、だらだら過ごしがちです。あるいは気持ちのおもむくままに過集中して深夜になってしまうことも。スケジュールを決め、紙に書いて目につくところに貼っておきましょう。

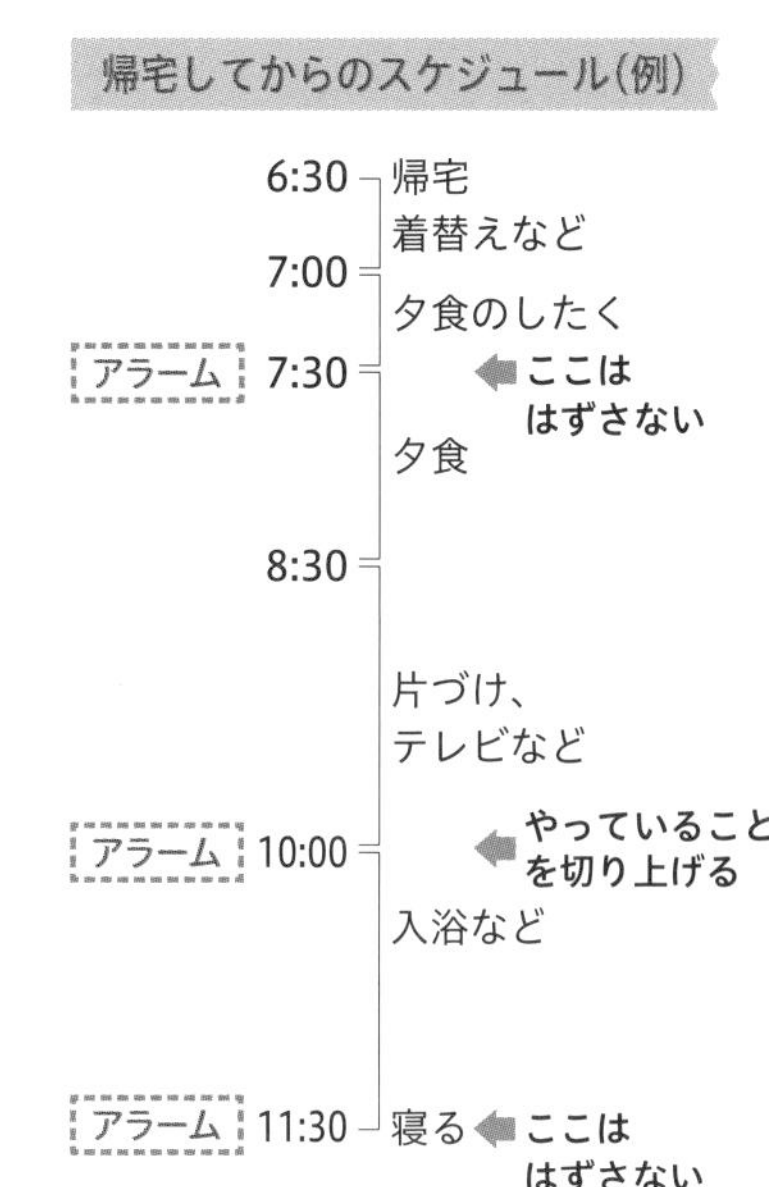

予定をつめこみすぎる傾向がある人は、無理をしないように注意します。

■アラームを鳴らす

寝る時間と食事の時間を決めておいても、気づいたら過ぎていることもあるでしょう。

ゲームや読書に熱中するなどで、時間を忘れてしまう人は、30分に1回、アラームを鳴らしましょう。あるいは、始める前にタイマーをセットしておきます。音や振動で集中がとぎれます。

食事はとり方にも注意

興味があることに集中して、食事も睡眠もとらなくなってしまうことがあります。今、これをやっていていいのかどうか、時々チェックして、やるべきことを優先させましょう。

寝る時間の前から、好きなことはやめ、寝る準備を始めましょう。寝ないと次の日にさしさわります。優先するのは、寝る時間を守ることです。

食事は時間を守ることが大切ですが、ＡＤＨＤの人は、とり方もルーズになりがちです。食事を抜いたり、好きなものだけですませたりします。

注意したいのは、ファストフードのとりすぎです。お菓子の食べすぎにも要注意です。気持ちを落ち着けるために食べてしまうという人もいます。炭水化物ばかりとっていないかなど、栄養のバランスがとれた食事をとることを考えましょう。

体験談

食事の「自分ルール」を変えた

食事はバランスよくとることにこだわっていました。必ず「一汁一菜」をつくることを自分ルールにしていたのです。残業で夜10時に帰宅するときもつくっていましたが、食べ終えると、就寝は夜中の2時。翌朝は起きることができず、会社に遅刻していました。

デイケア（→Ｐ141）でその話をしたところ、「なにが大切なのかな」と言われ、考えてみました。ちゃんと会社に行くことです。デイケアの参加者から、日曜日にカレーをつくってほかの日はカレーのアレンジ料理にすること、冷凍食品のストックを提案されました。

今では体もだいぶ楽になりました。アレンジ料理はレパートリーが増え、市販のお弁当を買うこともあります。

（20代、会社員）

3-4

疲れをとるための休日の過ごし方

文字どおり、心身を休める日

発達障害の人は、疲れを自覚しにくいので、休日に疲れがとれていないまま、1週間を始めることがあります。疲れは、感覚過敏を強くすることや、居眠りの原因になりかねません。

平日には仕事中に休憩をとっていても、疲れはたまるものです。休日にはしっかり休んで疲れをとりましょう。ただし、大切なのは、休日に「寝だめ」をしないこと。平日と同じ食事時間、睡眠時間にして、生活リズムを保ちましょう。

また、休み方がわからずに、休日にかえって疲れてしまうことがあります。休み方をあらかじめ決めておくのがよいでしょう。当日の朝になって「どうしよう」ではなく、休日にすることを決めておくのです。例えば次のようなことです。

■趣味や好きなことをする

鉄道、アニメなどもよいでしょう。好きなことといっても、インターネットを24時間使うのはやめましょう。ネット検索やネットゲームなどにはまらないように、使う時間を決めて守ることが大事です。

■運動を趣味にする

健康のためにも、運動はおすすめです。散歩でもよいでしょう。

■当事者の集まりに参加する

デイケアや当事者の会などに参加するのも、よいでしょう（→P141）。

3-5 ストレスに気づき、対処する

ストレスに気づこう

イライラが強くなった、体がだるくて動きたくない……。そのようなときには、ストレスがたまっているのかもしれません。発達障害の人は、自分の心身の状態をとらえづらい傾向があります。そのため、ストレスがかかっているせいで不調になっていることが周囲の目には明らかなのに、本人は気づかないことがあります。

ストレスがかかっていると、不注意、感覚過敏などの特性を強くします。ストレスのもとをさぐり、解消するように対策をたてましょう。

まず、ストレスがかかるとどうなるか、その症状を知っておけば、ストレスがあることに気づけます。ストレスによる症状は人それぞれですが、体や心、行動に変化が現れます。

■体の症状

・不眠
・食欲不振
・胃腸の具合が悪い
・頭痛など体の痛み
・動悸、息切れ
・だるさ

■心の症状

・興味や関心、意欲の低下
・イライラする
・不安
・気分が落ち込む

・落ち着かなくなる

■行動の症状

・飲酒量や喫煙量が増える
・仕事のミスが増える
・無茶食い
・浪費が増える

ストレスのもとを減らそう

なぜストレスがかかっているか、ストレスのもとを考えてみましょう。ストレスのもとになる要因を「ストレッサー」といいます。ストレッサーによっては、取り除けるものもあります。例えば、次のようなことがストレッサーになります。

・音や光
　感覚過敏がある場合、ストレスになります。
・睡眠不足
　就寝時間が守れなくなっていませんか。

体験談

ミサンガで自己チェック

自分の心身の調子を認識するのが苦手です。しかも、「体調が悪いな」と感じることがあっても、そのうち忘れてしまい、無理をしてしまいます。

そこで、ミサンガを腕につけることにしました。3色のミサンガを自分で作りました。

毎朝、起きたときの心身の状態はどうかと考えて、よさそうなら緑、普通なら黄色、危険なら赤いミサンガをつけます。ときどき見て、自分の調子を確認します。緑のときは残業など仕事で少し無理をしてもだいじょうぶですが、赤いときはあまりしゃべらないようにするなど、コントロールします。

そのおかげで、最近はひどい疲れや落ち込みが減りました。

（20代、会社員）

・仕事量の多さ
予定外の仕事が入ったりしていませんか。
・緊張
ふだんと環境が変わっていませんか。

仕事以外に多くのことに手を出していないでしょうか。趣味や運動などを平日にも入れたりして、容量オーバーになっているかもしれません。やめてもいい活動はないか、見直してみましょう。

「仕事じたいがストレスだ。会社を辞めるしかない」という人は、よく考えてください。転職だけが解決策ではありません。

ストレスになっている問題は、職務内容か、通勤時間か、対人関係かなど細かく考えます。場合によっては、職場の環境整備（→P52）で解決することもあります。

段階別のストレス対処法

ストレスは完全に解消できないことも多いのです。自分なりの納得のしかたや、負担を軽減する対処法をみつけましょう。ストレスが症状として現れるまでは、3段階あります。どの段階に働きかけるかによって、対処法は異なります。

■第1段階――ストレスのもととなるできごとや状況がある段階での対策

・ストレッサーじたいを取り除く
・問題を解決する
・環境を変える

例①：「○○のためにストレスがかかっています」と、上司に相談する。
例②：窓から離れた席にうつるなど、ストレッサーから離れる。

■第2段階――どう受け取ったか、どう解

釈したかの段階での対策

・受け取り方や解釈（認知）を変える
・対処スキルを獲得する
・感情のコントロール
・外部の支援を受ける

例①：リフレーミング（→P119）で視点を変える。
例②：アンガーマネジメント（→P112）をおこなう。

第3段階――ストレス反応として現れる段階

・休養、睡眠、栄養をとる
・運動など気分転換や発散をする
・リラクゼーションをする

例①：スーパー銭湯に行く
例②：泣ける映画を見る
例③：腹の立つことを紙に書いて破る
散歩やアロマテラピーなど、一般的に知られているストレス解消法もよいでしょう。

予定をつめすぎないように

自分で仕事の予定をつめすぎてつらくなっていることがあります。予定が入っていないと罪悪感をもつ、頼まれたら断れない、サービス精神で引き受けたなど理由はさまざまですが、自分で自分にストレスをかけています。

予定を入れるとき、その仕事の作業だけでなく、準備や後片づけの時間が必要であることを考慮して、余裕をもったスケジュールにすることが大切です。

断ったら悪いと思ってなんでも引き受けてしまう人もいます。けれど、断ることも大事です。引き受けてできなければもっと申し訳ないと考えましょう。頼まれたときには、すぐに引き受けないで、「検討します」と答えて、過去の経験を考えてみましょう。

3-6

衝動買いを防ぐ7つの方法

今あるものを見直して

ストレス解消の手段として買い物を挙げる人がいますが、発達障害の人の場合、衝動買いにつながる危険があります。

衝動買いをするのは、目についたものを「ほしい」と感じると、その気持ちが抑えられずに買ってしまう衝動性が大きな原因です。そのほか、家にあるものを把握していない、以前買ったことを忘れている、クレジットカードの管理ができていない、お金の感覚が弱いなど、人によってさまざまです。

店の人のおすすめの言葉やインターネットサイトの広告の文句をうのみにして、どんどん買ってしまう人もいます。

家に同じものがないか、ほしいと思って買ったけれども使わないものがないか、**今あるものを見直しましょう**。また、店の人の言葉やインターネットサイトの文章は、売るための宣伝だと認識しておきましょう。

7つの方法をヒントに

衝動買いを防ぐ方法を7つ提案してみます。これは例ですから、ヒントにして、自分に合った方法をみつけましょう。

❶カードを持たない

衝動買いができない状況をつくることがもっとも有効です。**使うのは現金だけにします**。しかも、1万円札は持たないようにします。

❷1つ買う前に1つ処分する

衝動買いを防ぐ基本です。例えばほしいバッグがあったら、買う前に、同じような用途やデザインのバッグを処分します。そのとき、買う必要がないことに気づくかもしれません。

❸残金を考える

カードは持たないので、現金払いをしているはずです。買う前に、これを買ったらいくら残るかを考えましょう。財布の中を見て、おおよその残金を計算してみます。

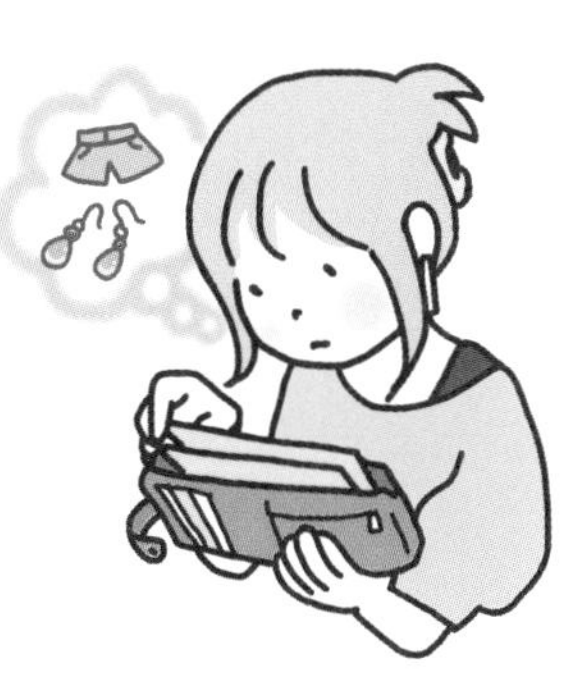

❹ウィンドウショッピングをしない

見ているとほしくなります。ウィンドウの前はさっさと通り過ぎましょう。

❺ネットサーフィンをしない

ウィンドウショッピングと同様です。見ているとほしくなるので、商品のサイトは見ないようにしましょう。

❻あえてクリックする

ネットでみつけた商品がほしいと思ったら、振り込み払いを選択して、商品購入をクリックします。買いたい気持ちが満たされますし、振り込むまで、これは衝動買いではないかと、考える余裕が生まれます。

❼ストレス解消をする

ストレスがたまっていると特性が強くなります。衝動性もそのひとつ。買い物ではなく、ほかの方法でストレス解消をしましょう。

3-7

作業にとりかかる気持ちの高め方

気分をもりあげよう

実行機能の障害があるため、発達障害の人は作業をスムーズに始めることが困難です。とくに、ＡＤＨＤの特性があると、報酬系の問題（→Ｐ25）もあり、「その作業をするといいこと」（例えば、達成感）より、面倒くささのほうが先にたってしまいます。しかし仕事は、**面倒くさくても、進めなくてはいけないこと**です。進行に影響するので、仕事を始める気分をもりあげる（→Ｐ36）ようにします。

ごほうびを用意しよう

発達障害の人は、やらなくてはいけないことの面倒さと、「その作業をするといいこと」のバランスがとれていません。

「ごほうび」を用意しましょう。ごほうびは「その作業をするといいこと」を重く大きくします。作業が終われば報酬があるとわかっていれば、モチベーションが高まります。

ごほうびは、**自分の好きなものや楽しいこと**にします。ただ、片づけが苦手な人は、洋服のような形に残るごほうびは、やめたほうがいいです。

作業の前や最中に「ごほうび」

作業を進める励みになるようなごほうびです。ただし、職場によっては、不適切な場合もあるので注意してください。

・おいしいジュースを飲んでから、作業にとり

かかる

・嫌いな作業は、高価なコーヒーを飲みながらやることにする

・新しいペンで作業をする

■**作業がすんだ後に「ごほうび」**

がんばった自分へのごほうびです。職場でなく、自宅へ戻ってからでもいいでしょう。

・スポーツ観戦する

・アイドルのライブに行く

・評判のレストランに行く

・マッサージ店に行く

・少々高価なケーキを食べる

・友だちに会う

・映画を見に行く

・有休をとる

・温泉に行く

・とりためたドラマを見る

ごほうび時間をつくる

ごほうびはものでなくてもかまいません。がんばっている自分をほめてあげることができるなら、形のないものでもいいのです。

自由時間をとるのはいい方法です。ただし、作業がすんだ後のごほうびです。

やるべきことを先延ばししているのは、最初に自由時間をとっているようなものです。自由時間だからといって休んでいても、「面倒くささ」にふりまわされ、作業をしていないという、うしろめたさにつきまとわれ、作業を始めれば締め切りギリギリの事態になっているはずです。

作業をすぐに始めれば、ごほうびの自由時間は、**ゆったり過ごせる時間**になります。心からくつろげる自由時間をうみだすのは、自分です。

3-8

キーワード

アンガーマネジメント

アンガーマネジメントとは
トラブルに発展させないための、怒りのコントロール法。

怒りはわくもの

発達障害の人が対人関係で困難をかかえる大きな原因に、怒りやすさがあります。衝動性の特性があると、怒りがわきやすいうえに抑えられず、相手にぶつけてしまいます。そして後悔にさいなまれます。

だれでも腹を立てることはあるので、怒りがわくことじたいは、不自然なことではありません。爆発させ、相手にぶつけてしまうことが問題になるのです。

怒りがわいても、爆発させないように抑え、言いたいことがあるなら冷静に伝えましょう。このコントロール法が「アンガーマネジメント」です。

怒りを抑える

怒りで我を忘れないように、冷静さをとりもどしましょう。クールダウンです。例えば、次のような方法が有効です。

・深呼吸する
・「私は大丈夫、私は大丈夫」など、おまじないの言葉を言う

・数をゆっくり数える
・水を飲む
・顔を洗う
・その場を去り、別の場所に行って頭を冷やす

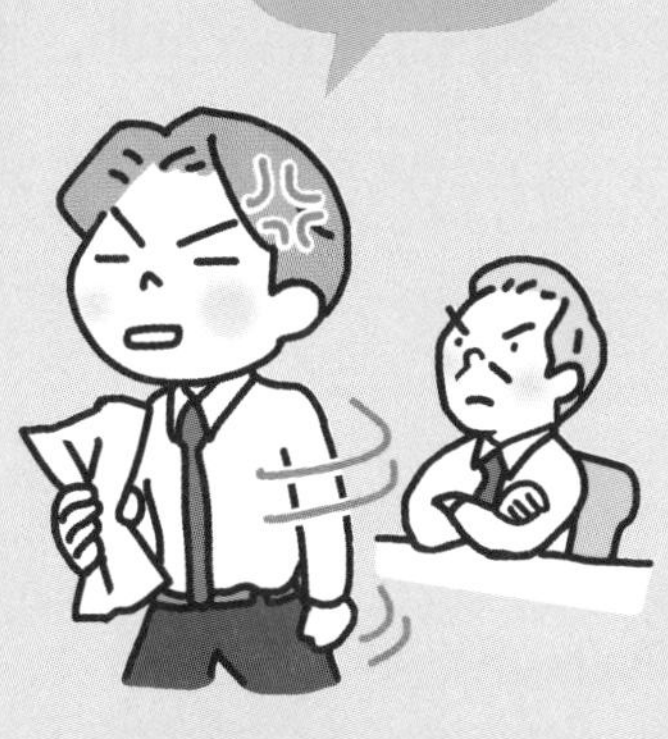

できれば、ひと言ことわってから、立ち去る

相手に伝える

怒りを抑え込んだままだと、ストレスや後日の爆発につながります。もともと、怒った原因があったはずです。クールダウンして怒りがおさまったら、相手に伝えます。

相手を怒らせないように、冷静に伝えるには「Iメッセージ」（↓P80）にするとよいでしょう。「あなたは」を主語にすると、相手を責める口調になります。「私は」を主語にします。

例「そんな言い方、しなくてもいいんじゃないですかっ！」

「私は、そのようなご指摘を受け、残念に思いました」

怒りを爆発させてしまったら

怒りにまかせて暴言を吐くなど、爆発させてしまったら、気づいたときにすぐに謝ります。

例「怒りを爆発させてしまい、申し訳ございません」（頭を下げて）

怒りは自分に返ってきます。後悔にさいなまれ、自分で自分に怒ることになりかねません。自己否定感につながります。

3-9 気持ちの落ち込みから抜け出すには

自己評価が低い

書類を提出したら、上司から「書き方がちがう」と言われました。どのように書けばよいか、説明され、なんとか再提出することができました。

このようなとき、発達障害の人は、「自分はなんてダメな人間なんだ」と、自己否定をしがちです。上司は淡々と説明しているだけなのに、自分で叱責されていると思い込み、自己評価を下げてしまうのです。

客観的にみれば、けっして否定されているわけではないことも少なくないのですが、自己評価の低さは、時間をかけて形成されてきた信念のようになっています。

マイナスに受け取りやすい

発達障害の人は、過去の失敗体験や叱責を受けた体験から、相手の言うことや状況を、マイナスに受け取りやすい傾向があります。自己否定、不安、失望などネガティブな感情にとらわれてしまい、考えてもしかたのないことをくり返し考えては、くよくよしています。感情のコントロールが苦手なこともあって、**マイナス思考の悪循環**に陥ったまま抜け出せません。

被害者意識が強くなっている

不安などのネガティブな感情が、怒りに変わることがあります。「もうダメだ」と落ち込むだけでなく、「なぜそんなことを言われなくてはならないんだ」と、相手に怒り、忠告やアドバイスも聞くことができません。「ほかの人もみな自分を怒っている」「自分は嫌われている」「どうせ自分なんか」と、**自分が被害者のように感じて**しまいます。周囲はみな敵だと考え、敵意を向けることさえあります。

マイナス思考の悪循環

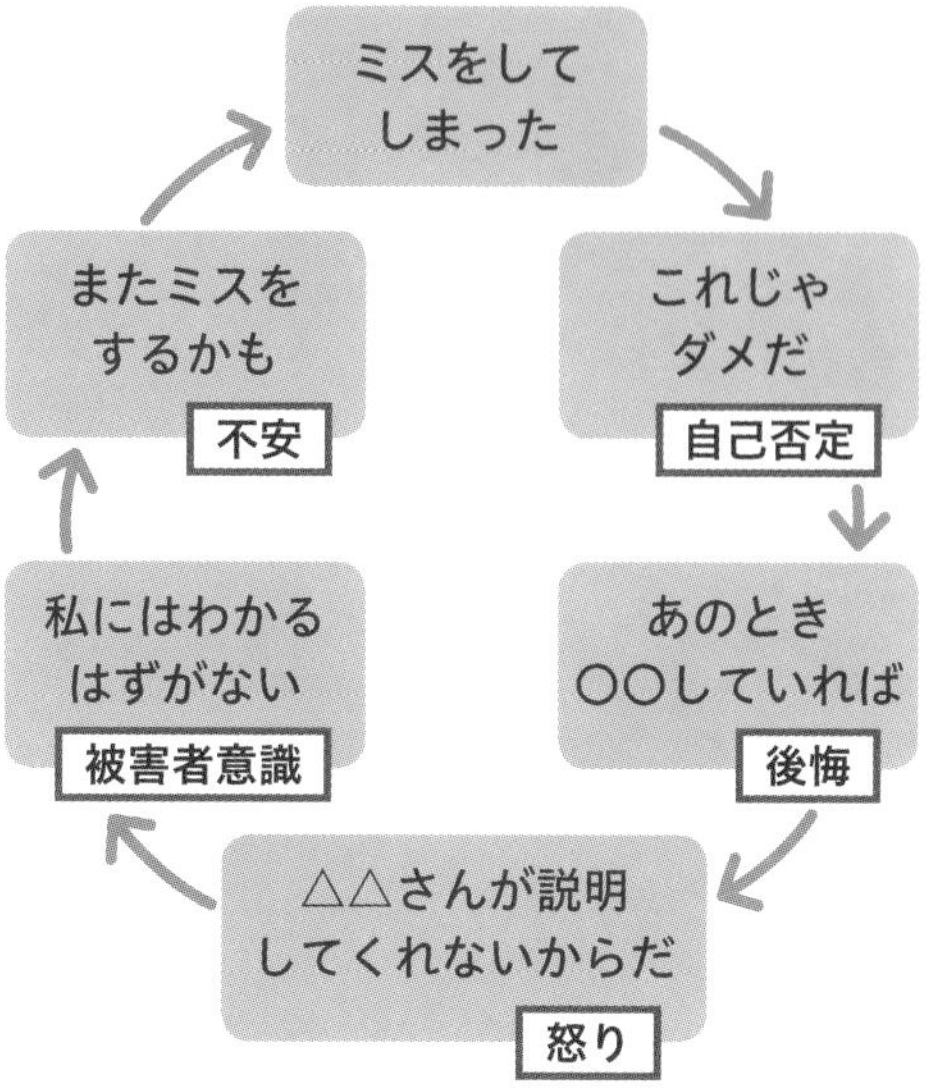

ミスをしてしまった
→ これじゃダメだ【自己否定】
→ あのとき○○していれば【後悔】
→ △△さんが説明してくれないからだ【怒り】
→ 私にはわかるはずがない【被害者意識】
→ またミスをするかも【不安】
→ ミスをしてしまった

フラッシュバックに悩まされる人もいる

発達障害の人は、学生時代にいじめられたシーンなど、過去が映像として突然よみがえるフラッシュバックに悩まされることがあります。過去にあったことを今のように感じるタイムスリップ現象で、くり返します。

想起される程度は人によって違います。「そんなことがあったなぁ」とぼんやりと思い出される程度の人や、映像、その場のにおい、対人的な記憶なら相手の言葉や声の大きさまでリアルに想起される人もいます。

フラッシュバックが起きたら、静かな部屋に行くなど、クールダウンをします。また、引き金になることを把握し、それを避けるようにします。根本的な治療法ではありませんが、対症療法として薬を使うことがあります。

ステップ1 気分を変える

「とらわれ」に気づくことから

まず、自分がネガティブな感情にとらわれていると気づくことがスタートです。感情をとらえることが苦手なら、**体や行動に現れていないか**、注目してみます。例えば、次のようなことはないでしょうか。ひとりで考えるのがつらく、難しければ、支援者にアドバイスを求めましょう。

- 動作や言葉づかいが乱暴になっている
- 眠れない
- ため息が増えている
- 視線が下がっている
- 体に力が入らない

気分を変えよう

ネガティブな感情にとらわれていることに気づいたら、そこから**抜け出す**ようにします。気分を変えるのが最初のステップです。次のような方法を試してみましょう。

- その場から立ち去る
- ほかのことをしてみる
- 散歩に出かける
- 5分でもいいから寝る
- 川のせせらぎなど、自然の音を聞く
- なにか食べる
- 水を飲む

ステップ2 受け取り方を変える

ものごとは受け取り方しだい

起こったできごとの意味は受け取り方しだいです。受け取り方を変えないと、マイナス思考から抜け出せず、ネガティブな感情におしつぶされてしまいます。心身の調子が悪くなり、二次障害が生じる(↓P136)こともあります。

認知は自動思考から

ものごとをどのように受け取るかを「**認知**」といいます。発達障害の人は人やものごとに対してマイナスな受け取り方をしがちで、これは認知がかたよっているといえます。認知のかたよりがどこから生まれるのかを考えてみましょう。

なにかのできごとに対して、考えるわけではないのに、最初に浮かび上がる思考を「**自動思考**」といいます。このとき、ネガティブな自動思考になりやすいのです。

発達障害の人は、失敗や叱責の連続で、努力してもうまくできない、努力してもわかってもらえないという体験をしています。

その体験から、わかってほしいという期待が生まれます。けれど、自分がダメだから、きっと否定されるだろうという不安、心配、自己否定などのネガティブな感情も生まれます。

その結果、事実だけをとらえられず、ネガティブな感情がまじった自動思考が浮かび上がります。これがかたよった認知になっているのです。

意味づけを変えよう

116ページのステップ①の「気分を変える」ことができる人は、ステップアップをめざしましょう。認知を変えて、同じものごとに違う意味づけをしてみるのです。これは認知行動療法です。

❶感情と事実を分ける

自分を否定されていると感じるのは「感情」です。そこにある「事実」を分けます。これだけでもマイナス思考から抜け出せることがあります。

❷自動思考を挙げる

そのとき感じたことを挙げてみます。

❸別の見方を考える

異なる見方を思いつくままに挙げてみます。

❹結果

気持ちが落ち込むことなく、結果や対策がみえてきます。

ものごとに違う意味づけを

事実	自動思考	別の見方	結果
例　締め切りに間に合わず叱責された	ダメなやつだと思われただろう。でも、そんなに仕事ができるわけないと腹が立った	叱責ではなく指示だった いつもダメじゃない 仕事が多すぎる	TODOリストを見直す 気軽に仕事を引き受けるのをやめる

紙に書いて整理するといいでしょう。

ステップ3　リフレーミング

別の見方をしよう

形の違うフレームをあてるように、ものごとに対して異なる見方でとらえることを「リフレーミング」といいます。無理にポジティブにみようということではありません。別の見方をすれば、視野が広がり、思考が変わります。視点を変えれば選択肢が増えます。そのなかから納得できる意味づけを採択しましょう。

例 **①転んで骨折したとき**

「運が悪い」「骨折したのはつらい」

↓ **リフレーミングすると**

・命に別状がなくてよかった
・しばらく会社を休める

例 **②作成した書類にミスが発見され、上司に指摘されたとき**

「やっぱり私はダメだ」「なんというミスをしたのか」「なにをやってもうまくいかない」

 **リフレーミングしてみると**

・「今気づいてよかった」。全体に書類を配る前なのだから、すぐに修正すればいい
・「これは本当にミスなのか」。指摘されたが、

このほうがわかりやすい書式かもしれない。相談してみよう

・「これからは注意しよう」。すぐに訂正し、同じミスは二度としないように気をつけよう。期待しているから注意してくれたのだと、考えることもできる

例 **③同僚が自分のほうを見ながら、ひそひそ話をしている**

「自分の悪口を言っている」

⬇ **リフレーミングしてみると**

・仕事のじゃまにならないよう静かに会話をしているのだろう

・自分のほうを見ているわけではない

リフレーミングをすれば、発達障害の特性へのとらえ方を変えることもできます。就職活動や職場で、自分の説明をするときにも役立つでしょう。

自分をリフレーミングしてみよう

自分の特性をリフレーミングして、下の表に記入してみましょう。別の見方が思いつかない人はP121〜122を参考にするとよいでしょう。

日ごろ感じている「自分」は	リフレーミングしてみると
例　臨機応変な対応ができない	一貫性がある。 マニュアルをきっちりこなす

3-10

自分のいいところに目を向ける

優れた点もたくさんもっている

仕事上での困難さがあるのは、なにもできないからではないし、自分がダメなせいでもありません。**能力のアンバランス**で、できることとできないことの差が大きいということです。

自分を否定しないで、優れている特性に目を向けてみましょう。弱点だと思っている特性が、リフレーミングすることで長所に変わることもあります。

■ 自閉スペクトラム症の人の長所

自閉スペクトラム症の特性は、職場ではマイナスにもプラスにもなりえます。特性は人によって千差万別です。

以下に例を挙げてみますが、自分の長所は、ほかにあるかもしれません。自分のいいところに目を向けてみましょう。

＊記憶力が抜群――興味があることへは集中し、記憶する。一度覚えたことは忘れない。視覚情報を見たまま記憶する人もいる

＊論理的な思考――ものごとを筋道立てて考える、論理的な思考が優れている

＊まじめ――うそをつけず、正直。ものごとに、まじめに取り組む

＊継続して取り組む――流行や雰囲気に流されず、コツコツと仕事を継続できる

＊ルールを守る――規則に従順。正義感が強い

＊特別な才能がある人も――数学や音楽、美術に才能を発揮する人もいる
＊情報収集力がある――難しい論文でも読みこなしたりできる

■ADHDの人の長所

ADHDの人は、必要以上に自分を責める傾向があります。特性はマイナスになるだけでなく、プラスにもなりえます。優れている特性に目を向けてみましょう。

例えば、次のような長所が自分にないでしょうか。特性は人によって大きく違うので、このような長所がないと思っても、ほかの長所があるかもしれません。

＊人の気持ちがわかる――相手の考えていることがわかり、協調性がある
＊人柄が温かい――困っている人をほうっておけず、面倒見がいい
＊創造性がある――先入観にとらわれず、新しいことを思いつく
＊ユーモアがある――頭の回転が速く、周囲の笑いをとる発言ができる
＊ひらめきがある――発想力が豊かで、おもしろいことを思いつく
＊社交性がある――明るく楽しいおしゃべりができ、友だちも多い
＊感受性が鋭い――アンテナを広範囲に張り、興味があることをすぐにみつけられる

4

医療と社会的支援を知りたい！

支援を受けて働いている4人のケース

C さんのケース

図書館員

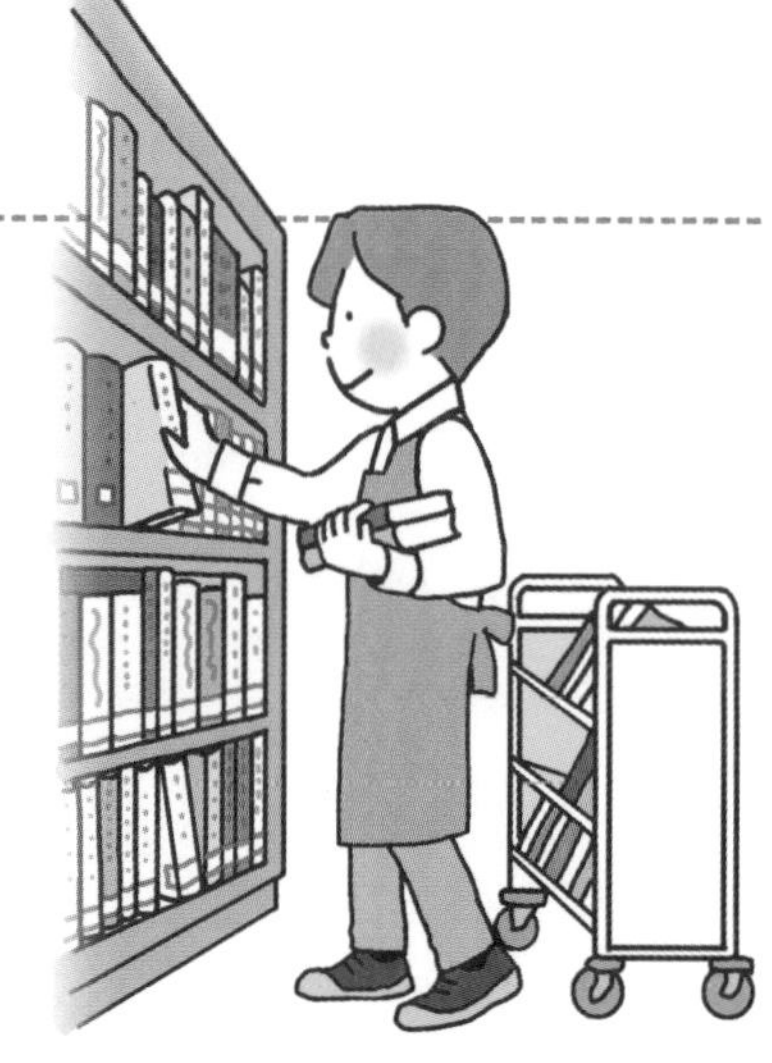

プロフィール

30 歳。国立大学の大学院を中退後、就職したものの転職をくり返す。その後、司書の資格をとり、就職。自閉スペクトラム症。

得意な英語を活かして、外国人向けパンフレットの制作や、図書館のホームページの管理をしている。受付業務は苦手だが、デイケア（→ P141）で悩みを話したら、皆が対応策を提案してくれた。

図書館にある 40 万冊の本の収蔵場所を覚えているので、整理が速い

D さんのケース

事務職

プロフィール

32 歳。注意の維持の問題で、パソコンに長時間向かっているのが厳しい。比較的コミュニケーション能力はあり、愛されキャラ。ADHD。

事務職といっても、パソコン操作以外の仕事も多く、営業の人たちの調整業務など、営業アシスタント的な仕事もしている。座ったきりではなく、日によって変化のある業務なので、こなせている。

パソコン操作は、報告書の作成などもあり、データ入力などの単純作業ではない

Eさんのケース

ソーシャルワーカー

プロフィール

35歳。人のお世話をするのが好き。勉強して社会福祉士の資格を取得した。ADHD。

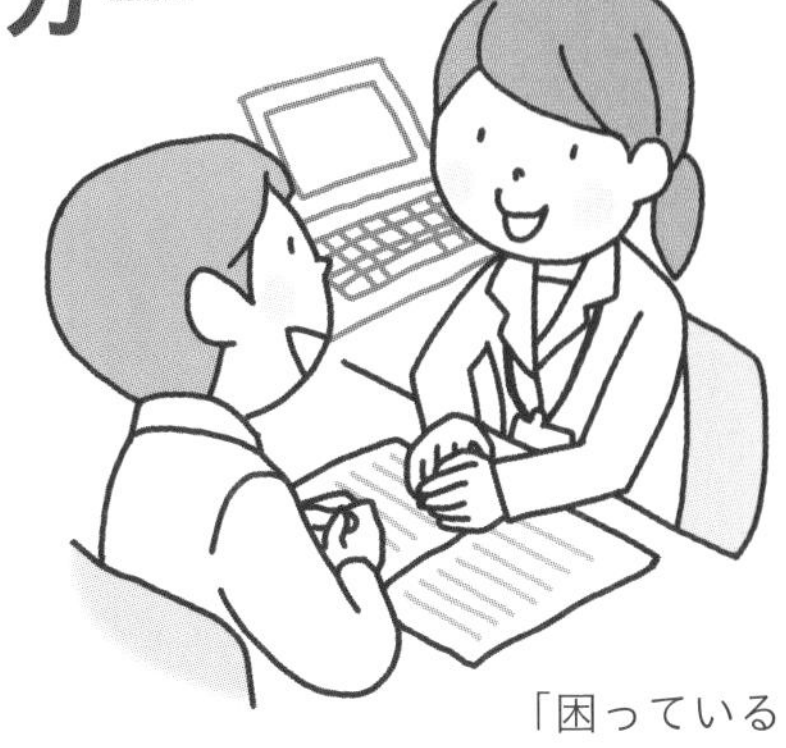

以前勤めていた会社では「おせっかい」と言われるほどの世話好きなので、資格をとって転職した。現在の職場では、書類のダブルチェックなど、Eさんの弱点をカバーする配慮を得ている。

「困っている人の役に立てるので、生きがいを感じている」と言う

Fさんのケース

総務部の連絡係

プロフィール

27歳。学力は高かったがコミュニケーションをとるのが苦手。就職当初は定着支援（→P152）が入った。自閉スペクトラム症とADHDが併存。

企業の総務課に所属して、大量の郵便物を分けて各部署に届けたり、社内の郵便物を回収して発送したりするのが仕事。海外発送のものもあるが、まったく問題なく処理している。

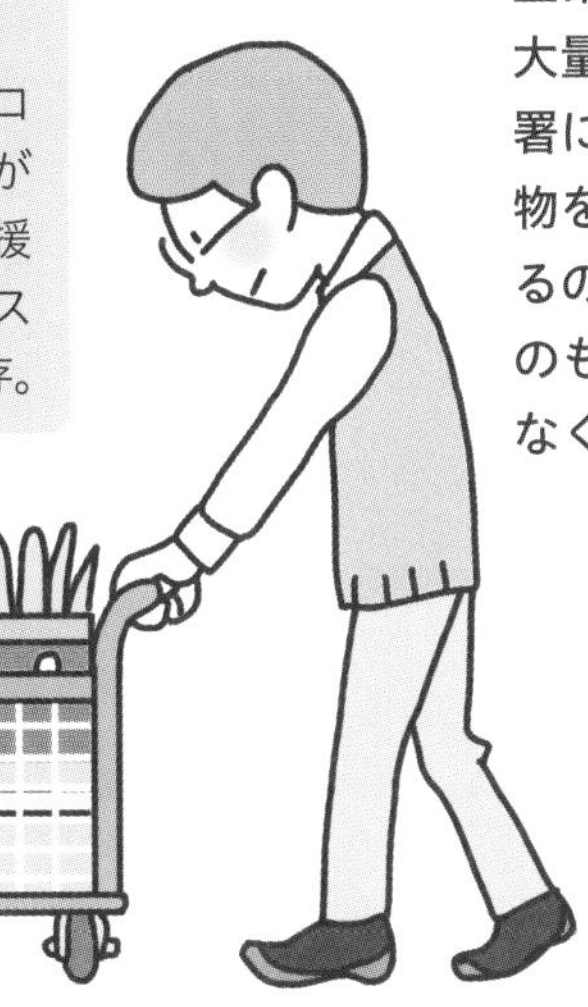

1日に何度か社内を回るが、人と話す機会は少ないので、精神的にも楽だという

4-2 発達障害は治るのか

治るとはどういうことか

発達障害が治るかどうかを考える前に、治るとはどういうことかを考えてみます。

発達障害の特性がなくなることを「治る」というのなら、それは困難です。発達障害は生来のものなので、根本的な部分は変わりません。現在、根治できる治療薬はなく、近年中に発売されることもないでしょう。

では治らないのかというと、そうともいえません。根本的な部分が変わらないからといって、本人がおかれている生活状況や精神状態が変わらないということはないからです。

自分の能力をもって**社会に適応できるようになることが「治る」ということです。**特性があっても、幸せにくらしていけるようになることです。

医療機関でおこなう治療とは

本人だけをみたら発達障害かもしれない人はいますが、社会に適応していれば、診断名は必要ないですし、治療も必要ではありません。

ですが、社会に適応することが困難で、生活や仕事に支障をきたし、生きづらく、つらさを感じている人は、医療機関を受診します。自分でも、生きづらいのはなぜなのか理由を知りたいし、できるなら改善したいと思っています。そのための治療があるなら、受けたいと思っています。

医療機関では治療を進めていきますが、その目標は、特性を消失させることではありません。**社会に適応し、幸せに生活できることが、治療の目標**です。特性ゆえの凸凹はありますが、いい面ももっているわけですから、そこまでなくすことはないのです。

自分が主体になって

治療を進めるのは、医師だけではありません。自分が主体的に進めることが大切です。職場の協力も欠かせないのですが、なにを協力してほしいのかを伝えるのは自分です。**自分、医療、職場の3者が連携**していきます。それぞれができることはなにかをみていきましょう。これらがすべて治療ということです。

自分にできること

・自分の障害特性について理解すること
・職場など、自分の特性に合った環境を選択すること
・困ったときに、周囲に助けてもらえる環境をつくること

仕事や生活に支障が出ないように、職場を選び、環境を整え、協力を得られるようにします。

医療にできること

・薬物療法
・特性の理解を助けること
・社会に適応する手段を身につける場を設けること
・仲間と語り合う場を設けること

特性を理解する助けを得られます。抑うつや睡眠障害などの併存症があるなら、薬を使って調整できます。医療機関によっては、デイケアなどの訓練を受けることができます。

■職場にできること

・能力や適性が発揮でき、生きがいをもって働ける職場をつくること
・適性と能力を配慮した配置
・能力向上のための教育訓練
・安全管理、健康管理、職場環境の改善
・勤務時間や休憩時間、援助者を配置するなどの配慮
・発達障害についての理解を深めること

職場への要望があれば、自分から相談してみましょう。

心理社会的治療が重要

発達障害の治療で中心となるのが心理社会的治療です。

心理社会的治療とは、発達障害の知識を得ること、ＳＳＴ（社会生活技能訓練→P141）、環境整備などです。環境整備には、物理的な整備（→P52）のほか、本人への理解を職場や家庭に求めるなどの整備も含まれます。デイケアやＳＳＴをおこなう医療機関も増えています。また、支援機関（→P151）が、就職支援のプログラムを用意していることもあります。

薬物療法は、発達障害じたいを治すものではなく、対症療法です。ＡＤＨＤには薬物療法をおこなうことがありますが、症状を軽減させることが目的です（→P138）。また、睡眠障害などの併存症に薬物療法をおこなうこともあります。

まず、**自分を知ることが大切**です。発達障害についてさまざまな情報がありますが、個人差が大きく、得た知識が必ずしも自分にあてはまるとはいえません。自分自身を知り、対処法を知り、症状を改善していきましょう。

心理社会的治療の目標

発達障害の人は、その特性から悪循環に陥りがちです。社会に適応する能力を身につけるには、対処法をみつけることだけでなく、認知のゆがみを修正することも重要です。どちらか一方では悪循環から抜け出すことができないからです。

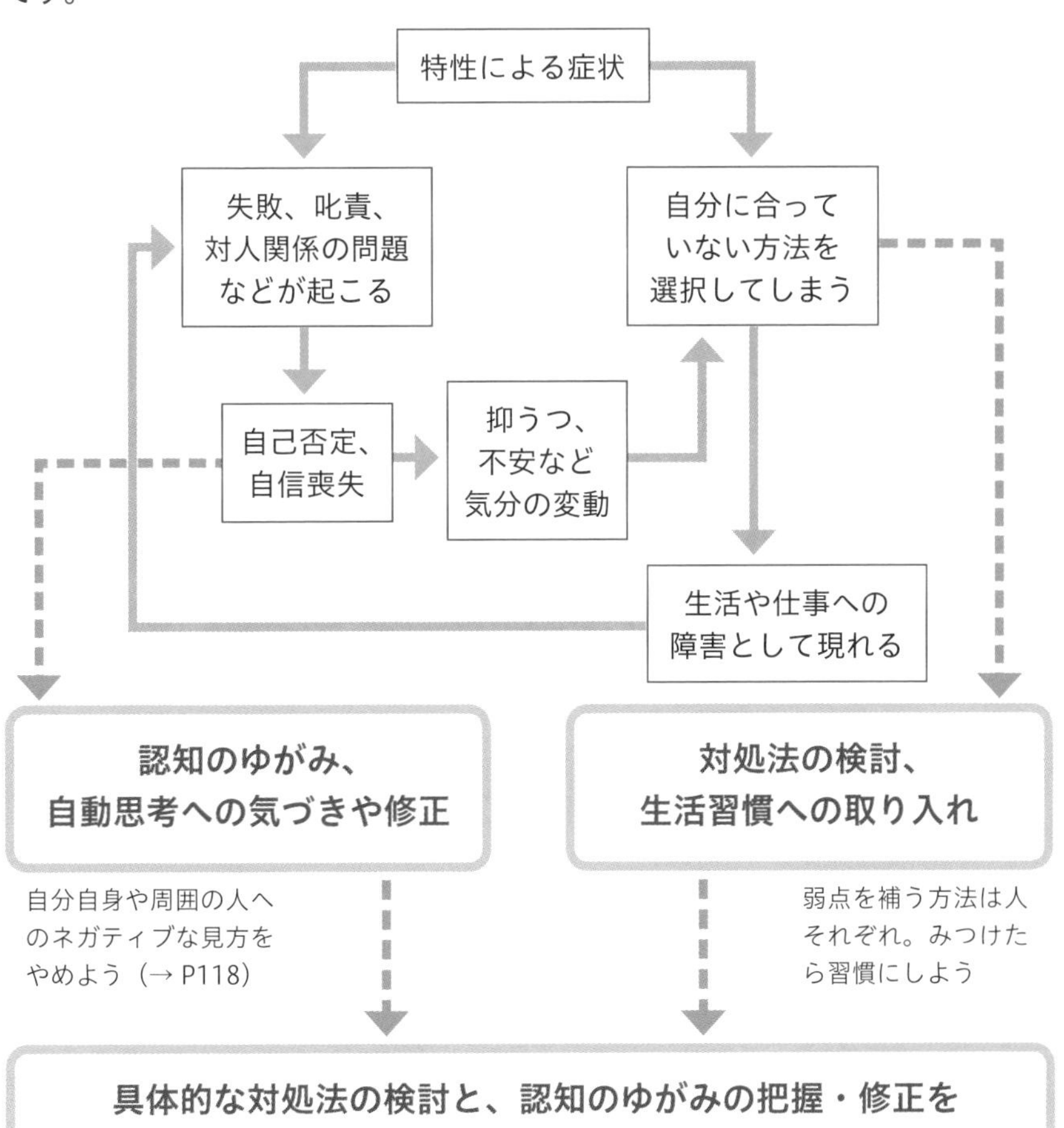

スティーブン・A・サフレンほか著、坂野雄二監訳『大人のＡＤＨＤの認知行動療法 セラピストガイド』（日本評論社）を参考に改編

4-3

発達障害の原因は遺伝なのか

遺伝は要因のひとつ

発達障害の原因はまだ解明されていません。脳にあるといわれて研究が進められています。

発達障害の人は、いろいろなことがすべてできないわけではありません。できることとできないことがあるのは、脳の機能にかたよりがあるためと考えられています。

遺伝は発達障害に関わっていそうです。しかし、家族に発達障害の人がいなくても発症する人は多くいます。**「なりやすさ」程度の遺伝**で、必ず受け継がれるわけではありません。要因のひとつと考えられます。

育て方の問題ではないことは、わかっています。

最新情報

脳の研究は医療に結びつくか?

発達障害の人の脳の研究が医療に活用できる可能性はありますが、まだ実用段階ではありません。**診断法では、**光トポグラフィ、視線で調べるアイトラッカー、MRIを人工知能（AI）で解析する方法が研究されていますが、脳の機能は個人差が大きいため、実用には時間がかかります。

治療法では、磁気刺激療法がうつ病には効果が認められていますが、発達障害には不明です。オキシトシン（ホルモン）を薬として用いる研究も、実用化には至っていません。

関連が想定されている脳の部位

発達障害のある人は、脳の活動の結合パターンが健常者と違うことがわかってきました。自閉スペクトラム症とＡＤＨＤの特性が、脳の同じ部位に関連していることもみられ、明確に分けることは難しいのですが、脳画像研究では、いくつかの報告があります。

前頭前野

ワーキングメモリ、行動の抑制や切り替え、プランニング、推論などの認知と実行機能を担う。発達障害に関与していると考えられている部位

帯状回

自己像をとらえることに関わる部位。自閉スペクトラム症の人に「あなたは自分のことをせっかちだと思いますか」など、自分自身についての質問をしてもここが働かない

尾状核

実行機能にも関連している部位。ＡＤＨＤでは体積が減少しているという報告もある

報酬系

ＡＤＨＤでは報酬系の障害も想定されている。報酬系は腹側被蓋野、側坐核などを通る、ドパミンの伝達経路

側坐核
腹側被蓋野
弁蓋部
協調性が高い人ほど弁蓋部が大きく、コミュニケーションの障害が重いほど小さいという研究がある

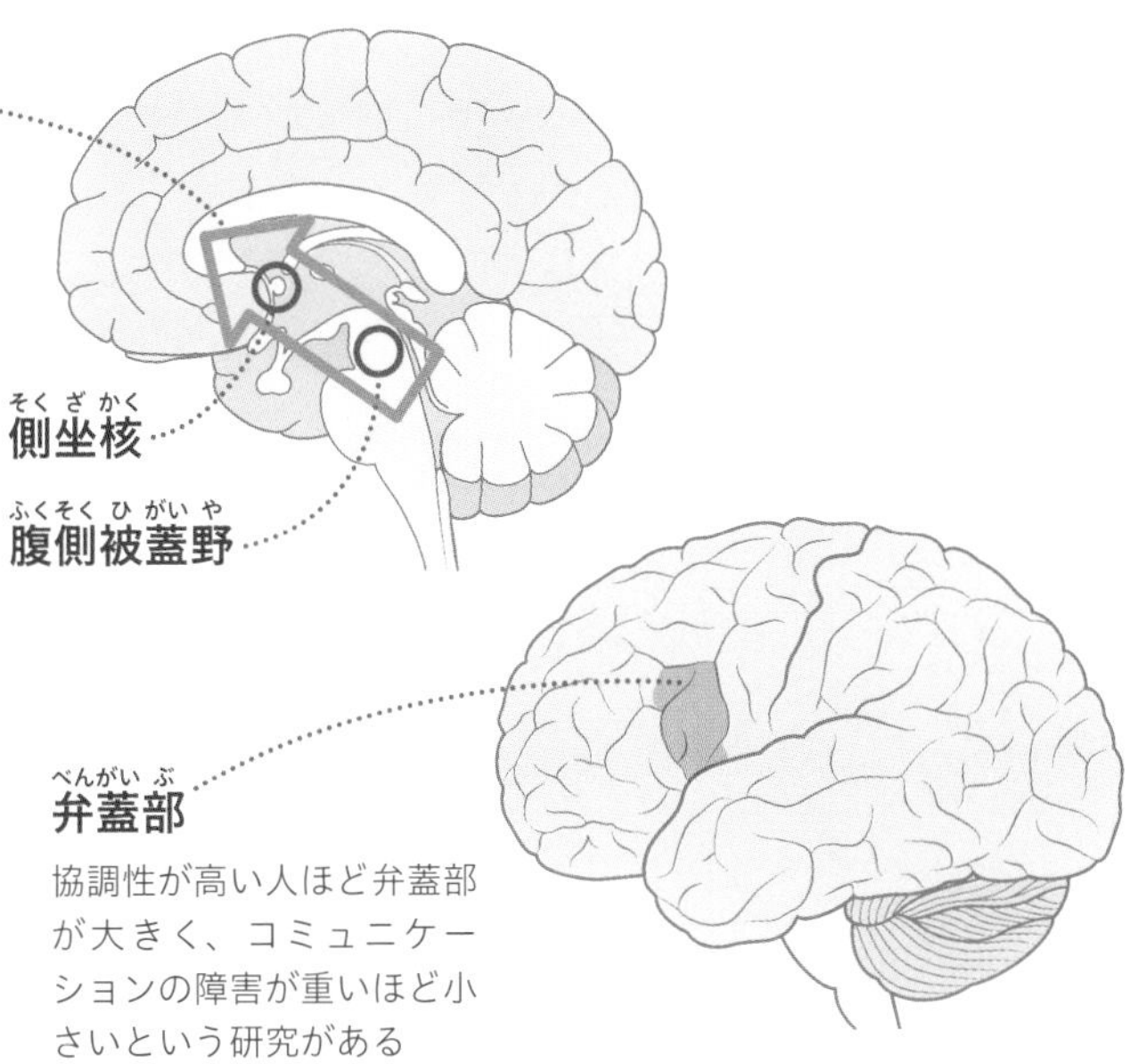

4-4

医療機関での診察や検査の進み方

問診、心理検査など

医療機関を受診したら、問診や検査を受けることになります。問診では、発達障害を考えて、そのほかの症状や子どものころの様子を聞きます。

心理検査をおこなうことはありますが、画像検査はほとんどおこないません。医療機関では、次のように進めるのが一般的です。

■受診

精神科や心療内科を受診する人が多いのですが、医療機関によっては発達障害をみていないこともあります。

受診前に発達障害をみているかどうかを確認するほうがよいでしょう。

■診察、検査

問診では、現在の困りごとや、子どものころの様子を聞きます。また、医師は診察室での様子を観察します。補助的に心理検査や知能検査をおこなうこともあります。烏山病院では2週間の検査入院をすることもあります。

■診断

成人の場合は、基本的に本人に告知します。発達障害ではない場合も伝えることが多いです。告知すると、「努力不足ではなかったのですね」など と安心する人もいます。治療のこと、支援のことなども聞いておきましょう。

発達障害以外の疾患の場合には、その疾患の治療に進むこともあります。

4-5

すぐに診断できないこともある

診断基準を満たすかどうか

発達障害は目に見える障害ではないですし、検査数値に明確に現れることもありません。ですから、診断は難しいと言わざるを得ません。

問診や心理検査などの結果をふまえながら、医療者は、発達障害それぞれの診断基準を満たしているかどうかをみます。

例えば自閉スペクトラム症の場合、特性が2つそろって、はじめて診断されます。コミュニケーションや対人関係の苦手さだけでは診断されません。こだわりの強さや興味のかたよりといった特性もないと、自閉スペクトラム症ではないのです。

また、コミュニケーションの問題のみ存在する場合には、社会的コミュニケーション症という診断になることもあります。

一方、ADHDの場合には、不注意、多動性・衝動性の特性がありますが、そのどちらかがあるだけでも診断されます。

また、発達障害は生来のものなので、現在ある困難が子どものころ、12歳以前からあったかどうか。症状により問題が生じる場所（家庭、職場など）が2ヵ所以上あるか。診断には、こうしたことも考慮します。

症状の「もと」に注目する

表に現れる症状だけをみて診断するのは、困難です。そのような症状がおこるもと（理由）が違うからです。違いの例を挙げてみましょう。

■**場にそぐわない発言をする**

・自閉スペクトラム症――状況を把握する力が欠如している

・ADHD――状況をわかっていても、衝動的に発言してしまう

■**視線を合わせない**

・自閉スペクトラム症――非言語コミュニケーションを理解できない

・ADHD――注意力散漫で視線が定まらない

■**忘れ物が多い**

・自閉スペクトラム症――なにを持っていけばいいのか予測的に考えられない

・ADHD――不注意による

■**動き回る**

・自閉スペクトラム症――状況に応じた行動ができず不安で落ち着かない

・ADHD――衝動性、多動性のため、じっとしていられない

鑑別が難しい病気がある

発達障害と症状が似ている精神疾患があります。併存していることもあります。

＊双極性障害

気分の上下、気が散りやすい、軽はずみな行動など、ADHDと似ています。

＊強迫性障害

手洗いを何度もするような潔癖症が、自閉スペクトラム症のこだわりにみえることがあります。

＊境界性パーソナリティ障害

大切な人から見捨てられるのではないかという不安から自傷行為に及びます。

ADHDでは、衝動性に基づく自傷行為がみられることがあります。

4-6

受診するかどうかを迷うなら

なんらかの対処は必要

自分で「発達障害かもしれない」と思っても、病院に行くほうがいいか迷っている人もいます。

本書で説明したような困難をもち、**本人が生きづらさをかかえているのなら、**なんらかの対策を立てる必要はあるでしょう。本書にあるような工夫や考え方の修正を試してみましょう。

睡眠不足でミスが増えていることもあります。まず、生活リズムや、職場や家庭の環境の見直しから始めるとよいでしょう。職場の環境を変えるには、上司に相談してみましょう。発達障害の診断がなくても、「〇〇が苦手なので」といった相談をするのは、おかしいことではありません。

専門病院でなくてもいい

受診するのは発達障害の専門病院でなくてもかまいません。精神科クリニックなどの医療機関でも発達障害をみるところが増えています。

発達障害でなくても、うつ病や不安障害などを発症していることがあります。烏山病院の場合には、受診者のうち、発達障害と診断するのは、およそ4割と報告されています。およそ6割の人は、別の精神疾患か、診断名がつかないのです。

心の症状のなかには、薬物療法で改善するものもあります。自分でできることをしても**改善しない、困難ばかりでつらい**などの場合は、一度は受診を検討してみましょう。

4-7

キーワード

二次障害

二次障害とは

発達障害にうつ病などの精神疾患を併発することがある。発達障害を一次障害とすると、併発した精神疾患が二次障害。

うつ病などを併発しやすい

発達障害の人は、うつ病などの二次障害を併発することが少なくありません。

知的障害がない発達障害は、見ただけでは障害があることがわかりません。そのため、特性によるミスや対人関係のトラブルが、本人のやる気のなさや意識の低さととらえられがちです。本人も失敗や叱責続きで、気持ちが落ち込み、自責感や無力感から、うつ病などになることがあります。

子どものころにいじめられた経験がある人も多く、烏山病院の調査によると、自閉スペクトラム症では、およそ半数にのぼるとされています。

ストレスに弱い

二次障害を併発するのは、失敗体験などの環境要因だけでなく、脳の脆弱性（ぜいじゃくせい）も関係していると考えられています。健常発達の人よりもストレスに弱く、うつ病などの精神疾患になりやすいです。

二次障害に至る率は高く、逆に、こうした病気で受診し、背後に発達障害があるとわかることも少なくありません。

注意したい精神疾患

■うつ病

主症状は気分の落ち込み、無力感、空虚感といった「抑うつ」気分です。リストカットをくり返す人もいます。抗うつ薬、SSRI（選択的セロトニン再取り込み阻害薬）、SNRI（セロトニン・ノルアドレナリン再取り込み阻害薬）などによる薬物療法と、認知行動療法などの精神療法を中心に治療を進めます。

■不安症

常に不安感にとらわれ、仕事や家事ができなくなります。ミスをおそれて何度も確認するなど、常に緊張を強いられています。人前で過度な緊張をする社交不安症がみられる人もいます。動悸や不眠などの身体症状も現れます。

SSRIや抗不安薬を中心にした薬物療法と、認知行動療法や暴露療法などの精神療法を進めていきます。

■依存症

ネット、ゲーム、ギャンブル、アルコール、薬物などをやめられません。依存症に陥る前に、ほかの興味や習慣におきかえるようにしましょう。お金のかかるもの、社会的に問題になるものには、最初から手を出さないことが重要です。

このほか、強迫症、摂食障害（過食症）、素行症（窃盗癖、非行）が併存することもあります。

発達障害と精神疾患が併存している場合、より重症なほうの治療を優先させます。二次障害の誘因が発達障害であるなら、双方の対処が必要なことは言うまでもありません。とくにADHDではその傾向が強く、両方の薬を飲むこともあります。もちろん、単独使用より注意が必要です。

4-8

発達障害の薬物療法とは

ADHDの症状を緩和する

発達障害のうち、ADHDの治療には薬を使うことがあります。**大人のADHDに使える薬は3種類です。**薬の作用はそれぞれに違いますが、特性による症状を軽減させるもので、ADHDを根本から治すものでないことは共通しています。

服薬して特性を抑えている間に、心理社会的治療を進め、新しい対処法を試すことや、認知の修正などに取り組むことができます。

情報の伝達量を増やす

ADHDの人は、脳内の神経伝達物質が少ないと考えられています。神経伝達物質とは、ドパミン、ノルアドレナリンなど、神経細胞を通じて情報を伝える物質です。薬を飲むと神経伝達物質が増え、情報の伝達が増えるために、症状が改善するといわれていますが、くわしいしくみは、完全には解明されていません。

神経伝達物質

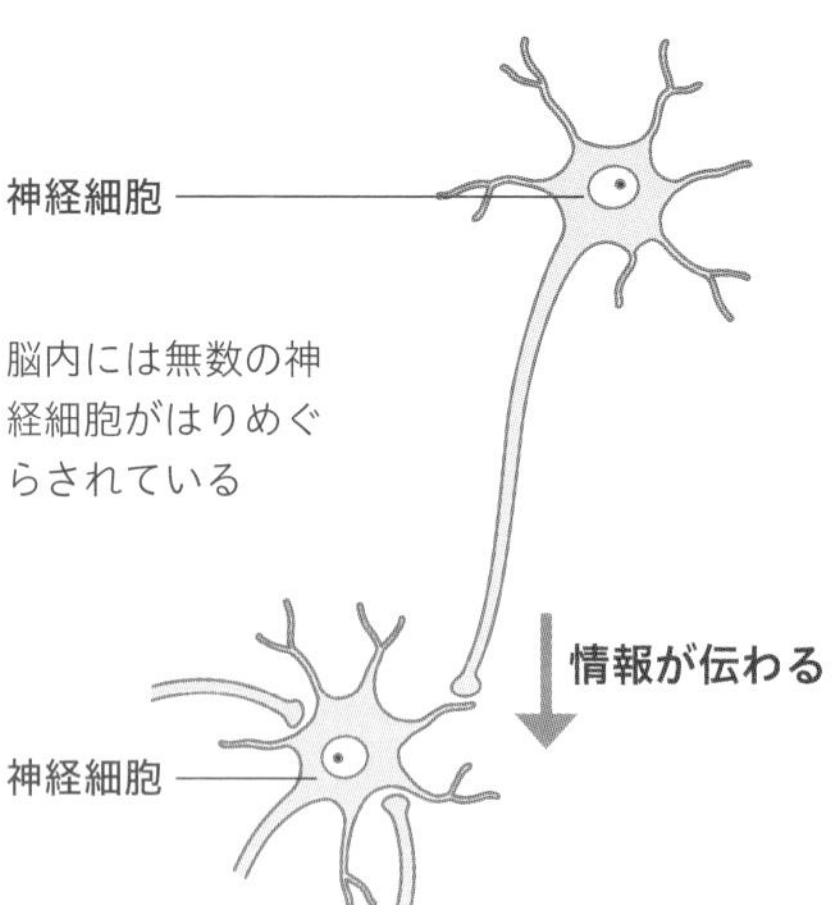

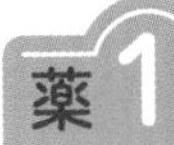

薬1 種類と特徴

（ ）内は一般名

コンサータ（メチルフェニデート）

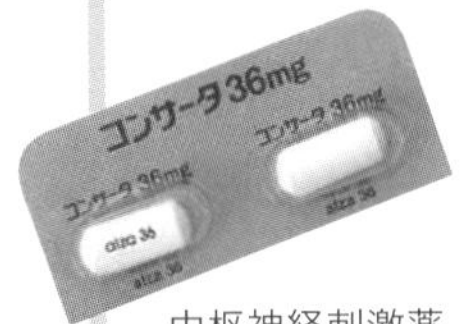

中枢神経刺激薬

- 服用して早期に効果が出る
- 効果は半日持続する（１日は続かない）
- 毎日服用しなくてよい
- メチルフェニデートには、かつてはリタリンという製品があったが、乱用が問題になりＡＤＨＤは適応外に
- 医師の指示に従って服用すれば、依存・乱用の危険性を過剰に心配する必要はないが、登録された医師と薬局のみが取り扱う

副作用

- 食欲減退、不眠、動悸など

ストラテラ（アトモキセチン）

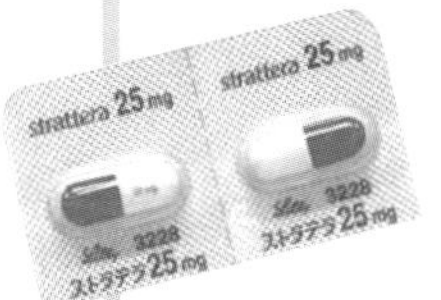

選択的
ノルアドレナリン
再取り込み阻害薬

- 効果は 24 時間持続する
- 効果が現れるには数週間から数ヵ月かかることが多い
- 依存や乱用の危険性は少ない

副作用

- 吐き気、食欲減退など。特に服用開始の早期に出ることがあるが、服用を続けていくと、軽減・消失することが多い

インチュニブ（グアンファシン）

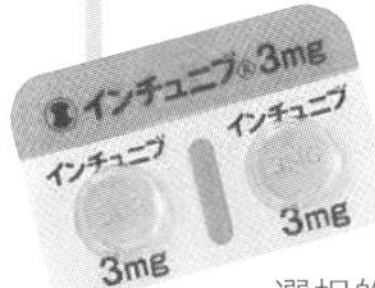

選択的α_{2A}アドレナリン
受容体作動薬

- 効果は 24 時間持続する
- 依存や乱用の危険性は少ない

副作用

- 眠気、頭痛、血圧低下、ふらつきなど

薬2 飲み方

飲む回数

薬は医師の指示どおりに飲みます。

コンサータ——飲んだり飲まなかったりできる

飲んで速やかに効きはじめます。覚醒作用があるので、基本的には朝、服用します。平日だけ飲む人もいます。

ストラテラ、インチュニブ——毎日飲む

効果が現れるのに時間がかかります。毎日飲む薬です。

飲み忘れを防ごう

薬を飲み忘れることはおおいに懸念されます。薬を飲むタイミングを生活スケジュールに組み込みましょう。毎朝飲む薬は、朝にやることのひとつとして、やることリスト（↓P101）に組み込みます。市販の薬のみ忘れ防止グッズや、スマホで服薬管理アプリを利用する人もいます。

複数の種類の薬を飲む必要がある人もいます。ＡＤＨＤ以外の薬を飲んでいる場合にも、飲み忘れには要注意です。

飲み忘れたら

飲み忘れた場合、気づいたときにすぐ飲んでいいかどうかは薬によるので、医師か薬剤師に確認します。あらかじめ薬を処方されたときに聞いておき、薬袋などに書いておくといいでしょう。

4-9

デイケアへの参加を検討するなら

社会適応のスキルを学ぶ

発達障害の治療の中心は心理社会的治療です。医療機関では、心理社会的治療として、SSTや認知行動療法などをプログラムに組み込んだデイケアをおこなっています。特性による困難やその対処法、ストレスや怒りのコントロール法などの社会適応するスキルを学びます。

実施機関にもよりますが、グループ形式で進めるところが多いようです。参加者が困難に感じていることを話したり、アイデアを出し合ったりします。次のようなものがよくおこなわれます。

■ **SST（ソーシャル・スキル・トレーニング）**

社会生活技能訓練です。対人関係をつくり、継続するために必要な技能（スキル）を学びます。場面を設定して再現や練習をする「ロールプレイング」などを通し、適切な対処法を学びます。

例 上司と部下の役割で、遅刻した状況を設定して、場面を再現してみます。遅刻の言い訳を聞く上司の気持ちも理解できます。

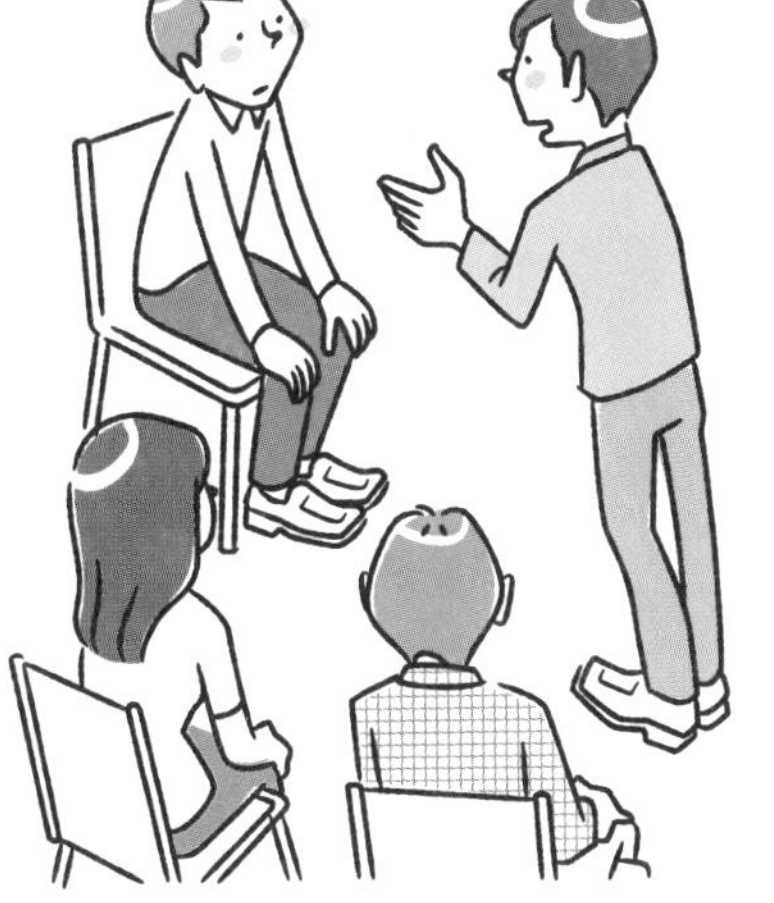
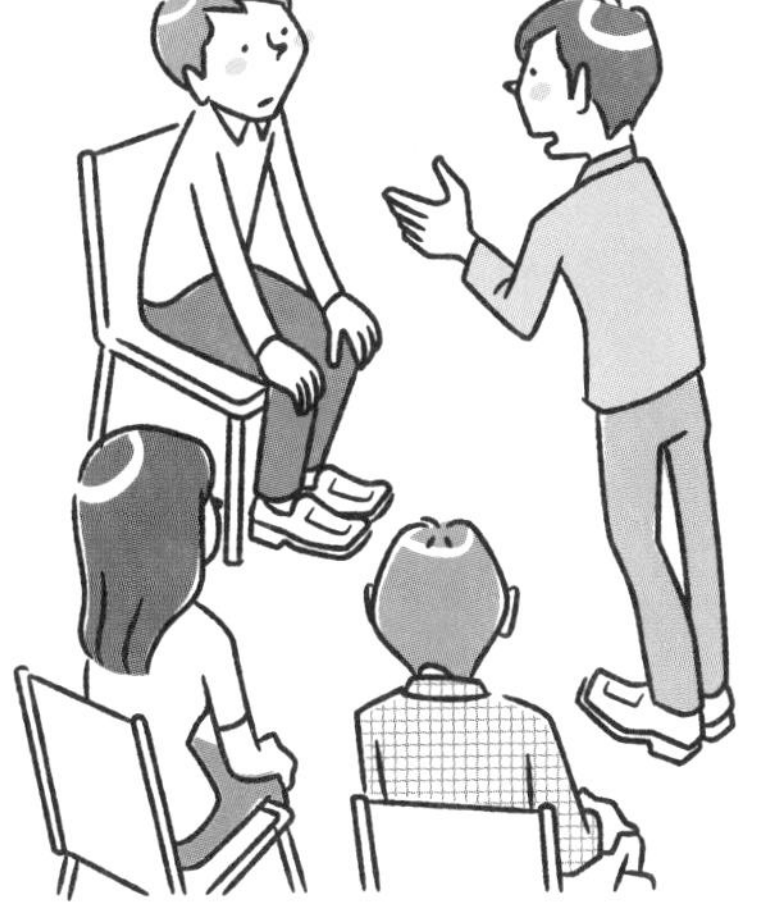

遅刻をして言い訳をする人、その上司の役割。見た後で感想などを話し合う

ディスカッション

日常生活で困ったことや感じたことをテーマに話し合います。考えを共有して、**自己理解の一助**とします。場に合った話し方、話題の選び方など、**会話のスキルを学ぶ**ことができます。また、ほかの人の意見を聞くことで受け取り方が変わることもあり、これは認知行動療法にもなります。

例 「しゃべりすぎて失敗した」という課題を設定して話し合います。「死んだほうがマシ」と感じたという意見や、それに対して「いつもダメなわけではない」などが挙げられます。

実施機関が増えてきた

デイケアは、医療機関のほか、**精神保健福祉センターなどの支援機関などでも**、おこなうところが徐々に出てきました。デイケアのプログラムは医療機関や支援機関によってさまざまですが、疾病別、機能別におこなう機関が増えています。

例えば、発達障害者向けとして「復職支援プログラム」や、ショートケアやナイトケアをおこなっていることもあります。ただ、ADHDのデイケアは、まだ少ないのが実情です。

デイケアを希望するなら、地域の保健所や主治医などに相談してみましょう。以下で確認することもできます。

成人発達障害支援学会
https://square.umin.ac.jp/adult-asd/

烏山病院では、143ページのような順番で進めています。発達障害専門プログラムの内容は、144～145ページに示します。自閉スペクトラム症、ADHD向けのほか、大学や大学院に在籍中の人に向けたプログラムもあります。発達障害の特性をもち、日常に困難がある人向けです。

デイケア1 受け方と進み方（烏山病院の例）

昭和大学附属烏山病院では、外来からデイケアへつなげています。最初に発達障害専門プログラムを受け、その後、個人に合わせて生活支援コースか就労準備コースに進みます。

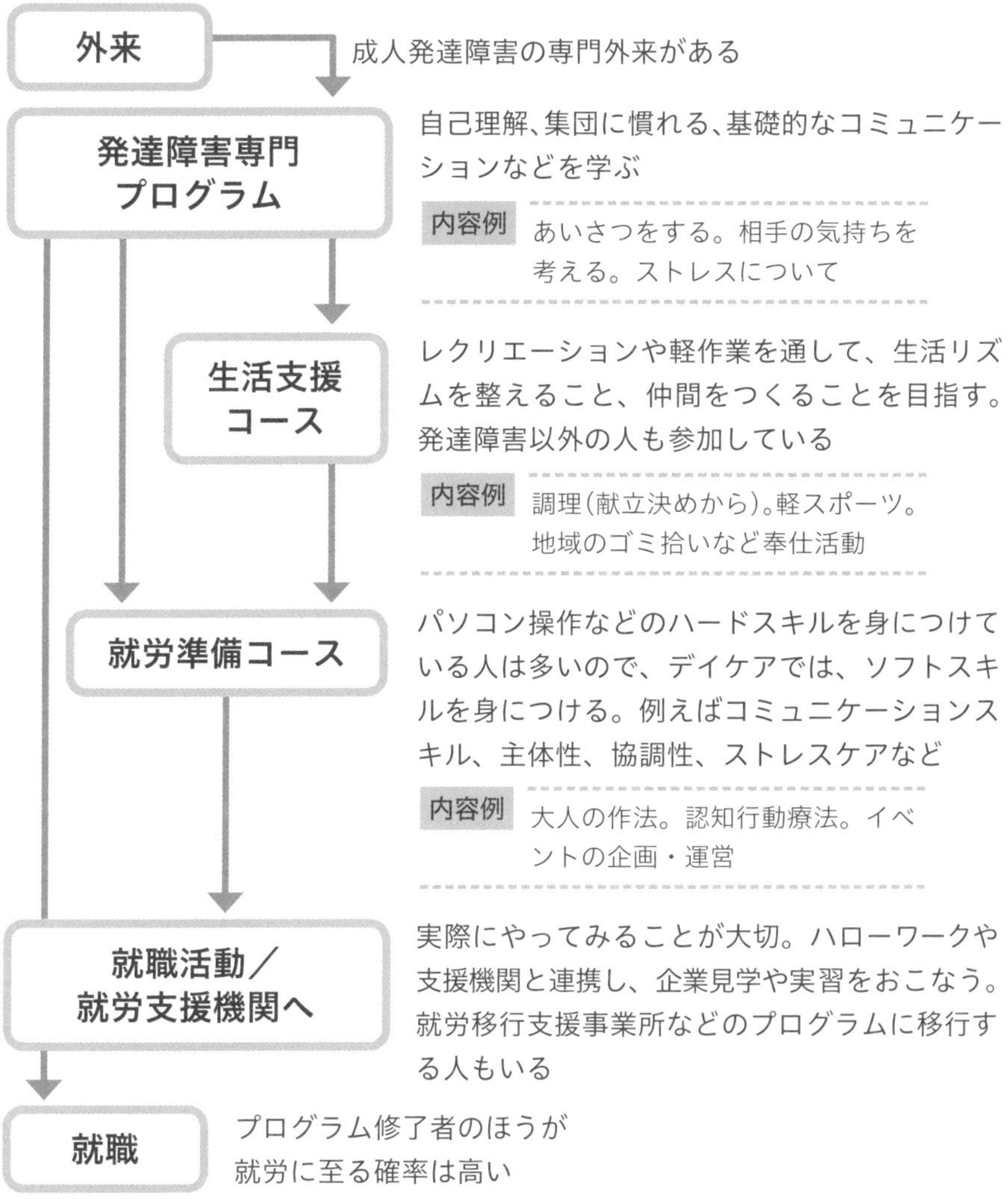

外来
成人発達障害の専門外来がある

↓

発達障害専門プログラム
自己理解、集団に慣れる、基礎的なコミュニケーションなどを学ぶ

内容例　あいさつをする。相手の気持ちを考える。ストレスについて

↓

生活支援コース
レクリエーションや軽作業を通して、生活リズムを整えること、仲間をつくることを目指す。発達障害以外の人も参加している

内容例　調理（献立決めから）。軽スポーツ。地域のゴミ拾いなど奉仕活動

↓

就労準備コース
パソコン操作などのハードスキルを身につけている人は多いので、デイケアでは、ソフトスキルを身につける。例えばコミュニケーションスキル、主体性、協調性、ストレスケアなど

内容例　大人の作法。認知行動療法。イベントの企画・運営

↓

就職活動／就労支援機関へ
実際にやってみることが大切。ハローワークや支援機関と連携し、企業見学や実習をおこなう。就労移行支援事業所などのプログラムに移行する人もいる

↓

就職
プログラム修了者のほうが就労に至る確率は高い

デイケア2 専門プログラム（烏山病院の例）

発達障害専門プログラムの流れ

支援が必要な程度によってグループ分けされ、それぞれデイケアを受ける曜日が決まっている。1回3時間程度のプログラム。

朝の会	ひとりずつ近況報告などの発言をする。バイトに採用された、最近見た映画など、自由に
ウォーミングアップ	軽い運動やゲーム、レクリエーションなどを通じてリラックス。また、コミュニケーションスキルを身につけ、協調性を学ぶ目的もある
プログラム	休憩をはさみ、前半と後半に分けてプログラムをおこなう（→ P145）
帰りの会	学んだことや感想をひとりずつ発言する。次回のディスカッションのテーマを決める。朝の会と帰りの会の司会役は参加者が順番に受けもつ

生活支援コース、就労準備コースの1日の流れ

両コースとも午前・午後を通したデイケアで、プログラムの内容は違うが、1日の流れは共通している。適宜休憩をとりながら進める。統合失調症など発達障害以外の人も参加。

朝の体操／朝のミーティング	軽い体操をする。ひとりずつ近況報告などの発言をする
午前のプログラム	生活支援コース：手工芸、散歩、ガーデニングなど 就労準備コース：大人の作法、委員会活動（メンバーが所属する、環境委員会、デイケア便り委員会などの活動）
昼のプログラム	昼食後にカラオケ、パソコンなど。任意参加
昼の体操	軽く体をほぐしてから午後のプログラムに進む
午後のプログラム	生活支援コース：調理、音楽、陶芸などのグループ活動、奉仕活動など 就労準備コース：イベントの企画・運営、対人関係についてのディスカッションなど
帰りのミーティング	学んだことや感想をひとりずつ発言する

自閉スペクトラム症

全20回＋1回。コミュニケーション・トレーニング。テキストに沿って進める。

回数	内容	回数	内容
1	オリエンテーション／自己紹介	11	上手に頼む／断る
2	コミュニケーションについて	12	社会資源を活用する
3	あいさつをする／会話を始める	13	相手への気遣い
4	障害理解／発達障害とは	14	アサーション（非難や苦情への対応）
5	会話を続ける	15	ストレスについて
6	会話を終える	16	ピア・サポート②
7	ピア・サポート①	17	自分の特徴を伝える①
8	表情訓練／相手の気持ちを考える	18	自分の特徴を伝える②
9	感情のコントロール①（不安）	19	相手をほめる
10	感情のコントロール②（怒り）	20	振り返り／卒業式
			家族向けプログラムを１回実施

学生プログラム

大学・大学院等に在籍中の人向け。10人ぐらいのグループでおこなう。

Ⅰ	**居場所づくり・自己理解編**
1	自己紹介／学校生活の困りごと
2	障害理解／自分にとっての発達障害とは
3	自分の特性を知る
4	ピア・サポート
Ⅱ	**コミュニケーション編**
5	上手な会話
6	関係づくり／アサーション
7	質問をする／ほめる
Ⅲ	**就活準備編**
8	就労について／ホウ・レン・ソウ
9	自分の適性を知る／特性を伝える
10	身だしなみ／外部機関の講演
11	履歴書の書き方／模擬面接

ＡＤＨＤ

プログラムは全12回。10人程度のグループ形式でおこなう。

回数	内容
1	オリエンテーション
2	ＡＤＨＤを知る
3	認知行動療法とは
4	不注意
5	不注意（計画性、時間管理）
6	不注意（忘れ物）
7	多動性
8	衝動性
9	衝動性（金銭管理）
10	ストレス対処法、気分転換、環境調整
11	対人関係（家族編＋職場編）
12	まとめと振り返り

デイケア3　効果と今後

心が安定する

デイケアをおこなって、効果の感じ方を検証したところ、さまざまな声が聞かれました。

■**本人から**

・居場所があると感じる
・友人や知人に支えられていると感じる
・対処法を知ることができる
・生きがいを感じる

■**医療機関から**

・QOL（生活の質）が改善した
・症状が軽減した
・コミュニケーションスキルが改善した
・社会機能、共感性ともに良い変化がみられた

デイケアをおこなった結果、もっとも期待できるのは心の安定です。

これまでつらさをかかえてきた人にとって、自分と同じ困難がある人たちを知り、語り合うことで、**自分ひとりではないと気づく**のは、心の安定につながります。その意味では、集団でおこなうことに意味があるといえるでしょう。

自己否定感や落ち込みが軽減し、「生きがい」を感じるようになった人もいます。

信頼感が回復する

発達障害の人のなかには、他者への信頼感が低い人がいます。これまで、自分ではどうにもでき

ないことで怒られたり、いじめられたりといった環境で育ってきて、人を信頼してもあまりいい経験をしていない、という背景があるようです。周囲に対して過度の敵対心を抱く人もいます。

社会では、円滑な人間関係を築く力が求められます。そのためには、ある程度の自己評価と他者への信頼感が共存していなければならないでしょう。デイケアの場で、**他者を信頼した結果いい経験をするという積み重ね**で、周囲に対しての信頼感は回復していきます。

仲間ができる

デイケアでは仲間をつくることができます。慣れてくれば雑談して笑いあえる仲間です。デイケアだけでなく、支援者や自助グループ（ピアグループ）でもいいのです。人との出会いと環境の変化で、発達障害の人は、変わっていく可能性があるのです。

ピアグループとは

当事者の集まりです。自分と同じ困難をもった仲間となら緊張せずに理解しあうことができます。受診している医療機関で、部屋を用意するなど、サポートしていることもあります。

地域障害者職業センターなど、各種センターや、インターネット上で探すこともできます。

参加する場合は、主治医に相談しましょう。

就労に結びつくことも

仕事をするうえでは、心の安定感、他者との協調などが必要です。デイケアに参加した結果、そうしたものが回復してきて、就労に結びつくこともあります。また、デイケアに参加して初めて、企業実習（→P155）ができることを知ったという人もいます。

4-10 家族が本人のためにできること

本人を理解しよう

社会に出るようになって、なぜかうまくいかずに悩むのは、本人だけでなく家族も同じです。

心配ゆえに過剰に世話を焼くと、本人のできる部分までつぶしてしまったり、本人とぶつかったりすることがあります。一方、もう大人なのだからと本人に任せると、「なぜやらないのか」とイライラすることになりかねません。成人していると思うと、どこまでふみこんでいいか迷います。

どこが発達障害によるのかという知識をもっていないと、関わり方のさじ加減がうまくいきません。まず特性を理解することが第一歩ですが、個人差が大きいので、本人をよくみます。

病院ではどんな話があったのだろう
就活は、やっているのかしら
なにも言ってくれない

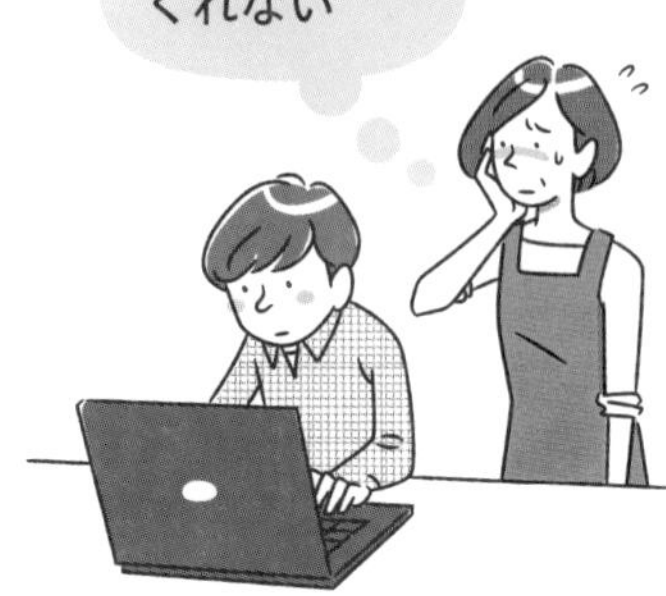

まず理解したいこと

①身体障害と異なり、目に見えないので、理解しにくい

②特性が本人のやる気のなさや努力不足のようにみえる（行動を起こしにくいのも特性のひとつ）

③なにか困難があると、本人は「自分が問題」、周囲は「本人が問題」と捉えてしまう

④特性による困難には支援が必要
⑤自尊感情が低い人、周囲へネガティブな見方をしている人も多い

できることとできないことがある

家庭や職場でなにか問題があると、家族は本人の努力不足や、やる気のなさなど、気持ちの問題ととらえがちです。しかし、**やらないのではなく、がんばってもできないことがある**のが、発達障害なのです。すべてできないわけではなく、できることもたくさんあります。できることとできないことのバランスがとれていないのです。

知っておきたいこと

①能力にアンバランスなところがあるだけで、すべてのことができないわけではない
②手助けをしすぎると、できる部分までつぶしてしまう
③できないことには、本人も努力しているが、大人になってもできないことがある

できない部分に手助けを

発達障害は目に見える障害ではないので理解されにくく、孤立しがちです。本人は困っていても、**ヘルプを求められないこともあります**。大人ではなおさら、自分でなんとかしようとするでしょう。だからこそ、できること・できないことをみて、できない部分には、家族が手助けをします。

例えば、時間の管理が苦手な人には「あと10分で家を出る時間だよ」とカバーします。

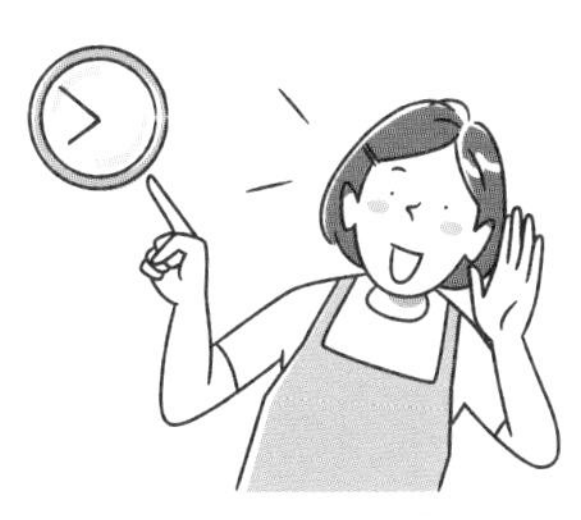

本人を責めず、焦らせず、が基本です。特に、支援につなげていくことに、家族の手助けを要することが多くあります。

逆に、できないことをすべて発達障害のせいにするのもよくありません。特性は本人の一部分にすぎません。**本人と発達障害とを、分けてみるように**しましょう。

できるところはほめましょう。子どものころからほめられていない人も多く、大人でもほめられるとうれしいものです。１００％できたときにだけ評価する（ほめる）のではなく、25％でもほめましょう。

家族だけでかかえ込まない

子どものころから苦労してきた親、結婚してから悩んでいる配偶者など、家族は、うまくいかないことで自分たちを責めないでください。本人から助けを求められても応えられないこともあります。回答に困ったらいったん保留にして、支援者を頼ってもいいのです。家族だけでかかえ込まないで、**医療や福祉、行政などの支援の情報を得て、**利用しましょう。

家族の会へ参加するのも

対応や支援について、家族の会から情報を得られることもあります。烏山病院では発達障害のデイケアに参加している方の家族を対象にした会があり、情報交換や相談の場になっています。

病院やクリニックが家族の会を運営しているところは少ないのですが、市区町村など行政が家族の会を設けていることがあります。会ごとの特徴があるので、参加を考えるなら、まず見学をするなど、**自分たちに合っているかどうか**をみてみましょう。

4-11

社会資源を活用して就労する

社会資源は増えてきた

発達障害の人の就労や、職場定着のための支援は公的・民間ともに増えてきました。障害者総合支援法などの法律で支援することが定められていることも関係しています。

支援を受けながら働きつづけるために、社会資源を知っておきましょう。社会資源には次のようなものがあります。

■ よく使われる社会資源

・ハローワーク

公共職業安定所。職業紹介のほか、適性相談や研修なども。「若年コミュニケーション能力要支援者就職プログラム」がある

・障害者就業・生活支援センター

就労、生活の相談。面接同行、職場定着支援も

・地域障害者職業センター

就労支援、SSTをおこなうほか、職場定着支援も

■ そのほかの社会資源

・発達障害者支援センター
・地域若者サポートステーション
・保健所
・就労移行支援事業所
・行政・福祉機関など

■ 医療機関

精神科病院、クリニック、デイケア、訪問看護など

人的資源

家族会、自助グループ、デイケアスタッフ、ピアグループなど

福祉サービスの利用には、**精神障害者保健福祉手帳の取得が必要なもの**や、**障害福祉サービス受給者証で受けられるもの**があります。障害福祉サービス受給者証は、住んでいる地域の障害保健福祉課や障害福祉課に申請します。

就労するための支援

障害がある人の就労を支援する機関には、ハローワークや障害者就業・生活支援センターなどがあります。こうした機関では、職業の紹介のほか、適性相談、研修などをおこない、多面的に障害者を支えています。医療機関や職場と連携していることもあります。

就職活動をする際には、一般就労にするか障害者就労にするか、よく考えましょう（→P154）。

近年、**民間の就労移行支援事業所**が増えています。内容を見ると、ある支援事業所では、本人の得意な点を見出し、苦手な点への対策をおこないます。実際の仕事を体験できる職業訓練や、数年にわたる定着支援をおこなうところもあります。発達障害と診断されておらず手帳がなくても、障害福祉サービス受給者証で受けられます。住んでいる地域の障害保健福祉課や障害福祉課に申請します。

就労後の定着支援

就労後には、一定期間試験的に働いてみる「**トライアル雇用**」や、企業と本人とをつなぐ「**ジョブコーチによる支援**」があります。いずれも障害者就労で利用できるしくみです。

本人への支援だけでなく、雇用する職場への支援もあります。本人と企業はジョブコーチが調整します。

■本人への支援

職場に出向き、本人によりそいながら、仕事や人間関係を円滑にするための相談、助言などをおこないます。

■職場への支援

事業主や人事担当者などへ、障害者の特性に配慮した雇用管理や業務指示方法を助言。上司や同僚などへも具体的に助言します。

■ジョブコーチ

障害のある人が就労したとき、数ヵ月間、職場に同行してサポートし、その後も定期的に相談、連絡調整などをおこないます。主に地域障害者職業センターから派遣されます。

本人にとっては、困ったとき相談できる人が身近にいるのは安心です。

手帳を取得するかどうか

就職活動をする前に、障害者就労をするか一般就労にするか、考えておく必要があります。下記の特例子会社も選択肢のひとつです。障害者就労する場合は、精神障害者保健福祉手帳を取得する必要があります。

発達障害には専用の手帳がありません。そこで、精神疾患がある人のための精神障害者保健福祉手帳を取得することになります。医師の診断を受け、自治体の窓口に申請します。

■特例子会社とは

障害者を雇用する目的で設立された会社です。一般的な企業に比べると、特性に合ったサポートが得られる利点があります。ただ、企業数が少ないので求人数も少ないのが実情です。

4-12

就職活動をするうえでの注意点

就労のかたちを考えておこう

障害者就労とは、精神障害者保健福祉手帳を取得し、就労する際に「発達障害があること」を雇用主に告げて就労することです。障害を告げても、一般就労を選択する場合もあります（手続きは不要）。それぞれのメリット・デメリットを考えて、どちらで就労するかを決めておきます。

■障害者就労

＊メリット

・仕事上の配慮が得られる
・障害のことを知ってもらえて安心
・障害者就業・生活支援センターや就労移行支援事業所の職員などが、面接に同行してくれる

＊デメリット

・仕事内容が限られる

■一般就労

＊メリット

・求人数が多い
・仕事内容が限られない

＊デメリット

・障害のことが知られる不安がある
・仕事上の配慮が得られない

一般就労をした場合、「優先順位を決めるのが苦手です」などと、**弱点を伝えておく**のもいいでしょう。発達障害がなくても、だれにでも弱点はあるものです。

面接に備えよう

デイケアなどで、模擬面接を体験しておくと、本番でも比較的スムーズに答えられます。

あらかじめ下記のような「自己紹介書」を作っておくと、自分の強みを伝えやすくなります。

実習できる企業を探そう

実際に体験してみないとわからないことが多いので、面接だけでなく実習体験できる企業を探しましょう。実習は、**休日をはさんだ1週間以上あるところ**が望ましいです。ペースをくずさずに1週間勤務ができそうか、休日にはしっかり休んで疲れがとれるかをチェックします。

ジョブトレーニングとして、実習生を受け入れている企業もあります。支援機関と連携している企業もあるので、確認してみましょう。

自己紹介書（ADHDの例）

障害者就労をした場合は、就労後に課題や対処／配慮を伝えることで、本人と職場が共通理解することができます。

	強み	課題	対処／配慮
作業面	・タイピングが早い ・行動力がある　・体力がある ・機械が好き。勉強することが苦にならない	・単純な長時間業務は眠くなる ・優先順位がつけづらいことがある ・不器用さがある	・服薬でコントロール ・適宜休憩をとる ・期日と、なにを優先するか整理する ・難しいときは指示してほしい
対人面	・友好的に人に接することができる ・広く浅く知識があるので、話題が豊富	・話しすぎることがある ・早口、落ちつきがないように見える ・人のことを大切にして、自分がおろそかになる	・自分も気をつけるが、ストレートに伝えてもらえるといい ・相談していい人を教えてほしい
思考や行動	・責任感がある ・労働時間を守る	・先延ばし傾向がある ・最悪の事態を想定して、マイナス思考になる	・TODOリストをつくって業務管理をする

4-13

どのような仕事が向いているか

特性から考えると

発達障害の人は、どのような仕事に向いているかを単純化していうことはできません。なにに向いているかは、障害の特性をそのまま振り返って考えると、ヒントになるでしょう。

自閉スペクトラム症の場合は、コミュニケーションをとるのが苦手で、変化にすごく弱い反面、地道に作業を続けることができます。ロジックや計算、人と接することなく自分で完結するような作業だったら得意です。

ＡＤＨＤの人は、不注意で落ち着きがない反面、ひらめきがあっておもしろい企画を思いついたりします。

向く仕事の傾向はある

個人差が大きく、職場の環境や人間関係も大きく影響するので、いちがいにはいえませんが、向いている仕事内容の傾向はあるようです。

自閉スペクトラム症

＊向いている仕事内容

・マニュアルどおりに毎日くり返すような仕事
・興味があって蓄積した知識を活かせる仕事

例：経理・財務、法務、プログラマー、エンジニア、塾での問題作成など

＊向いていない仕事

・急な対応が求められる仕事
・耳で聞いて情報収集する仕事

例：接客業、受付、パターン化されていないコールセンターなど

■ADHD

＊向いている仕事

・毎日変化があり、動き回る仕事
・ものおじしない特性や発想力を活かせる仕事
・人のお世話をする仕事
・本人が興味をもつ分野を活かせる仕事

例：営業職、企画職、福祉系、ソーシャルワーカー、プログラマー、クリエイター系、カメラマン、デザイナーなど

＊向いていない仕事

・毎日同じことをくり返す仕事
・細かい数字を扱う仕事

例：経理・財務、法務、パターン化されているコールセンター、データ入力など

「この仕事に向いていない」などの理由で、転職を考えることもあるでしょう。ＡＤＨＤの人は、転職をくり返す傾向があります。しかし、なんらかの対策を講じておかないと、次に就職しても、同じことになります。職場の環境や働き方の工夫をして、困ったときには支援を求めましょう。

工夫や支援しだい

発達障害の特性は基本的には持続すると考えられています。しかし、苦手を補う工夫、自分に合った環境、支援してくれる人との出会いなどにより、社会で活躍することは十分に可能です。

できないことがあっても、**自分を否定しないこと**も大切です。だれにでも苦手なことはあります。会話が続けられない、冗談が通じない、忘れ物が多い、ということだけで人間の価値が決まるわけではありません。

あとがき

コロナ禍を経て、リモートワークが取り入れられるなど、働き方が変化しています。発達障害の特性からは、リモートワークにはメリットとデメリットが混在しています。対人接触を避けたいASD特性、遅刻をしやすいADHD特性の視点からみるとメリットが大きいです。一方で、他者とのコミュニケーションに能動性が求められること、自発的なスケジュール管理の重要性が高くなること、生活リズムが乱れやすいことなどから負担に感じる人も少なくありません。両側面がありますが、選択肢が広がったことは確かです。

どうしても仕事がうまくいかない場合には、思いきって環境を変えてみるのも一つの方法です。ご自身の特性を理解して、自分に合った環境を選択するのは、発達障害の働き方を考えるうえではとても重要です。部署移動の希望をだすことや、転職をすることも検討してよいでしょう。今の環境から離れることを失敗と解釈せず、前向きに選択することもよいのではないでしょうか。もちろん簡単な決断ではありませんが、異動や転職によって自分の力を発揮できるようになった人は数多く存在します。

私たちは二〇〇八年から昭和大学附属烏山病院にて成人発達障害専門外来を開設しており、これまで八〇〇〇人を超える人たちの診療にあたっています。専門外来の開設と同時に、成人の発達障害を対象とするデイケアプログラムを開発、実施しています。プログラムに期待される効果として、例えばASDに対しては、コミュニケーションの理解や対人スキル獲得などがあります。しかし、プログラムの効果はそれだけではありません。自分と似た当事者達によるピア・サポート効果（同じような立場の人による相互サポート）も大きいと考えています。特にASDは集団への適応が苦手です。しかし、同じ特性をもつ人たち同士では、自身の特性を隠す必要がなく、自分らしく接することができます。ASD同士では、定型発達の人に対するよりも、むしろコミュニケーションがとりやすくなるというような報告もあります。プログラムへの参加により、同質の他者との新たな体験をすることで、社会的な孤立感から脱却し、現実の困難に立ち向かうことができるようになった多くの当事者を私たちはみてきました。

発達障害の特性は基本的には持続するといわれています。しかし、発達障害の人であっても当然ながら変化、成長はしていきます。支援者とのつながりを中心として、このような当事者同士の支えのなかで、成長を促進させていく方法は、長期的な支援を要する発達障害には適しているると思います。

本書は発達障害の人の働き方を中心に記載しています。しかし、その内容は日常生活にも応用可能です。本書が発達障害の人の仕事や生活に少しでもお役に立てば幸いです。

太田晴久

健康ライブラリー

大人（おとな）の発達障害（はったつしょうがい）
働（はたら）き方（かた）のコツがわかる本（ほん）

2024年2月27日 第1刷発行

監修	太田晴久（おおた・はるひさ）
発行者	森田浩章
発行所	株式会社 講談社 東京都文京区音羽2丁目12-21 郵便番号 112-8001 電話番号 編集 03-5395-3560 販売 03-5395-4415 業務 03-5395-3615
印刷所	株式会社 KPS プロダクツ
製本所	株式会社国宝社
N.D.C. 493	159p 21cm

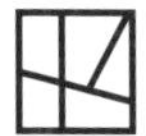

KODANSHA

ISBN978-4-06-534670-9

■ 監修者プロフィール

太田晴久（おおた・はるひさ）

昭和大学附属烏山病院発達障害医療研究所所長。2002年昭和大学医学部卒業。昭和大学精神医学教室に入局し、精神科医師として勤務。2009年より昭和大学烏山病院にて成人発達障害専門外来を担当。2012年より自閉症の専門施設であるUC Davis MIND Instituteに留学。2014年より烏山病院にて成人を中心とする発達障害の診療と研究を進め、2022年より現職。

■ 監修協力

横井英樹（よこい・ひでき）

昭和大学附属烏山病院発達障害医療研究所。臨床心理士。

五十嵐美紀（いがらし・みき）

昭和大学附属烏山病院発達障害医療研究所。精神保健福祉士。

●編集協力　オフィス201（新保寛子）
●カバーデザイン　村沢尚美（NAOMI DESIGN AGENCY）
●カバーイラスト　梶原香央里
●本文デザイン　南雲デザイン
●本文イラスト　小野寺美恵　梶原香央里　千田和幸

＊本書は2019年に小社より刊行された、健康ライブラリースペシャル『職場の発達障害　自閉スペクトラム症編』および『職場の発達障害　ＡＤＨＤ編』に加筆・再編集したものです。